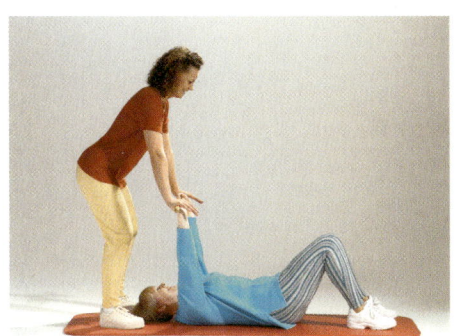

Beckenboden-
gymnastik

GesundheitsRatgeber

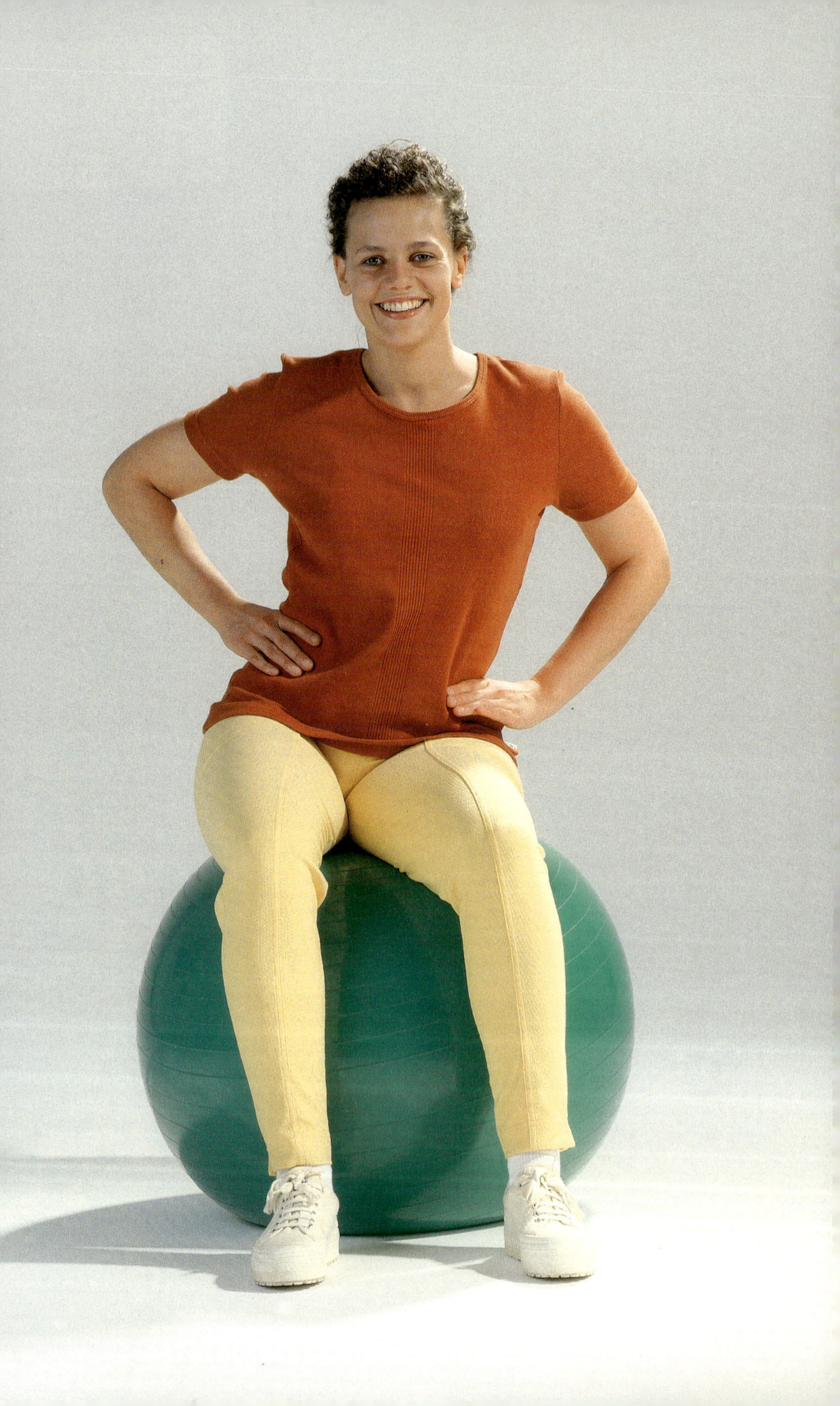

Lieselotte Keller
Fachberatung: Prof. Dr. med. Eduard Becht

Beckenboden-gymnastik

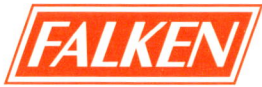

Inhalt

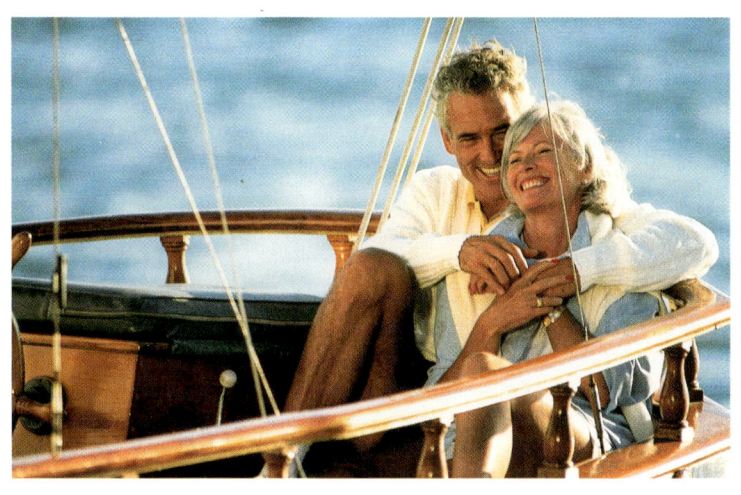

Vorwort

Die Inkontinenz – der unwillkürliche Verlust von Urin – bedeutet für die Betroffenen (in erster Linie Frauen) eine deutliche Einschränkung der Lebensqualität.

Howard A. Kelly (1928) hat dies so beschrieben: „Es gibt keine peinlichere Funktionsstörung als Harninkontinenz – ein unablässiges Tröpfeln von …Urin, mit dem sich die Kleidung vollsaugt, wodurch die Patientin sich selbst, ihrer Familie und anderen gegenüber aggressiv wird und sich scheut, unter Menschen zu gehen."

Nach mehr als einem halben Jahrhundert sprechen noch immer nur ca. 40 % der Betroffenen offen über ihr Problem. Dabei gibt es bei der richtigen urologischen Diagnostik heute eine Vielzahl von Möglichkeiten zu helfen.

Neben den in vielen Städten vertretenen Selbsthilfegruppen der Patienten sind insbesondere die Urologen neben den Gynäkologen die richtigen Ansprechpartner.

Ein wesentlicher Bestandteil der Behandlung – vor einer operativen Therapie, die nur bei 10 % der Patienten zur Anwendung kommen kann – ist die Ausschöpfung konservativer Maßnahmen, wie Biofeedback, Elektrostimulation und die Beckenbodengymnastik.

Die richtige Anleitung zum Muskeltraining des Beckenbodens vermittelt das vorliegende Buch, das auf dem reichen Erfahrungsschatz einer kompetenten Physiotherapeutin beruht und für Patientinnen und Patienten gleichermaßen anwendbar ist.

Professor Dr. med.
Eduard W. Becht

Chefarzt der Klinik für
Urologie mit Kinderurologie
Krankenhaus Nordwest
Frankfurt am Main

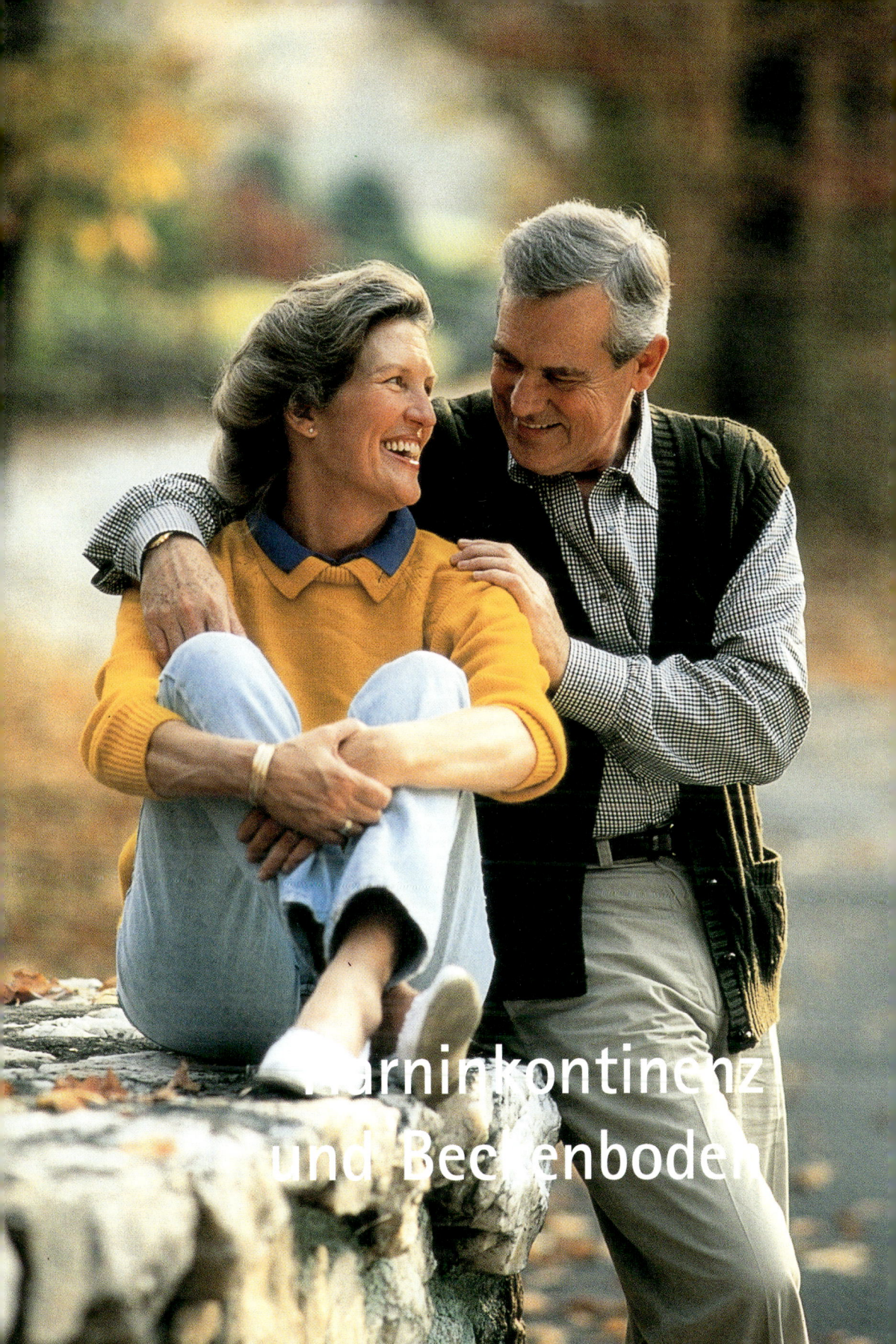

Harninkontinenz
und Beckenboden

Harninkontinenz – (k)ein Tabuthema?

Durch Fernsehen, Radio und Zeitschriften werden wir heutzutage regelmäßig über alle Gesundheitsfragen umfassend aufgeklärt. Dennoch gibt es immer noch Krankheiten, unter denen die Betroffenen aus falscher Scham im Verborgenen leiden.

So ist für viele Menschen oftmals Husten, Niesen, Heben, Tragen, Treppensteigen, ja sogar das Lachen zu einer ernsten Angelegenheit geworden, wenn sie dabei unfreiwillig Urin verlieren. Sie leiden an Stressinkontinenz, einer Form des unwillkürlichen Urinverlusts.

Nicht selten leben die Betroffenen, unter denen der Anteil von Frauen besonders hoch ist, in ständiger Angst, ihre Erkrankung einmal offenbaren zu müssen, wenn ihnen ein solches „Malheur", für das sie nichts können, widerfährt. Häufig meiden sie dann gesellschaftliche Kontakte, ziehen sich aus ihrem Freundeskreis zurück und beschränken sich auf ihr ganz persönliches Umfeld. Schließlich führen sie ein Leben in einer selbst geschaffenen Isolation. Das muss nicht sein! Denken Sie daran: Wer seine Krankheit tabuisiert, nimmt sich damit gleichzeitig die Möglichkeit, durch Therapien sein Leiden zu lindern oder gar zu kurieren. Fassen Sie sich daher ein Herz und sprechen Sie mit Ihrem Arzt über das Problem, das Ihnen täglich zu schaffen macht. Er ist auf jeden Fall der richtige Ansprechpartner, der die Ursachen Ihres unwillkürlichen Urinverlusts feststellen wird und sie mit gezielten Therapien zu behandeln weiß. Spätestens jetzt werden Sie merken, dass Sie mit Ihren Beschwerden nicht alleine sind. Bei Männern und Frauen aller Altersstufen kann ein unwillkürlicher Urinverlust – mitunter nur vorübergehend – auftreten. So können beispielsweise Frauen infolge der natürlichen Überdehnung des Beckenbodens während der Schwangerschaft oder einer Bindegewebsschwäche nach der Entbindung zeitweise inkontinent werden, ebenso aufgrund von Östrogenmangel in den Wechseljahren.

Desgleichen sind auch Männer – wenn auch in geringerem Maße – nicht dagegen gefeit, vor allem wenn sie über viele Jahre hinweg überwiegend im Sitzen tätig waren oder unter Erkrankungen der Prostata leiden.

In all diesen und anderen Inkontinenzfällen ist die Beckenbodengymnastik eine unverzichtbare Therapiemaßnahme, die einzeln oder in Kombination mit anderen Therapien angewandt werden sollte.

Es ist daher meine Absicht, mit der vorgestellten Beckenbodengymnastik einen Weg aufzuzeigen, der aus der Tabuzone herausführt.

Denn schon nach relativ kurzer Zeit wird sich durch die hier vorgestellten Übungen ein Trainingseffekt einstellen und eine Linderung, wenn nicht sogar eine Beseitigung des unwillkürlichen Urinverlusts bewirken.

Lieselotte Keller

Die Harnblase

Die Harnblase liegt im kleinen Becken (Mitte des Unterbauchs) zwischen Schambein und Enddarm über der Muskulatur des Beckenbodens. Bei der Frau liegt vor dem Enddarm noch die Gebärmutter, die sich nach vorn über die Blase zur Bauchwand hin neigt. In der Schwangerschaft übt die stetig wachsende Gebärmutter einen zunehmenden Druck auf die Blase aus, wodurch ihre Aufnahmekapazität entsprechend gemindert wird. Die Folge ist dann ein verstärkter Harndrang.

Die beiden Harnleiter (Ureter) verbinden die Nieren mit der Blase. Sie münden schräg unten in die hintere Blasenwand ein, und zwar oberhalb der Harnröhre.

Das hat den Vorteil, dass bei starker Blasenfüllung die Einmündungsstellen der Harnleiter durch die entstandene Spannung zusammengedrückt werden und somit – ähnlich einer Ventilfunkton – ein Rückfluss des Urins in die Harnleiter verhindert wird.

Über die Harnröhre (Urethra), die bei Frau und Mann unter-

schiedlich lang ist, wird der Urin aus dem Körper ausgeschieden.
Bei Frauen ist die Harnröhre nur etwa 3–4 cm lang und mündet in den Scheidenvorhof. Durch die Kürze der weiblichen Harnröhre können sehr leicht Bakterien bis in die Blase hinein aufsteigen, wes-

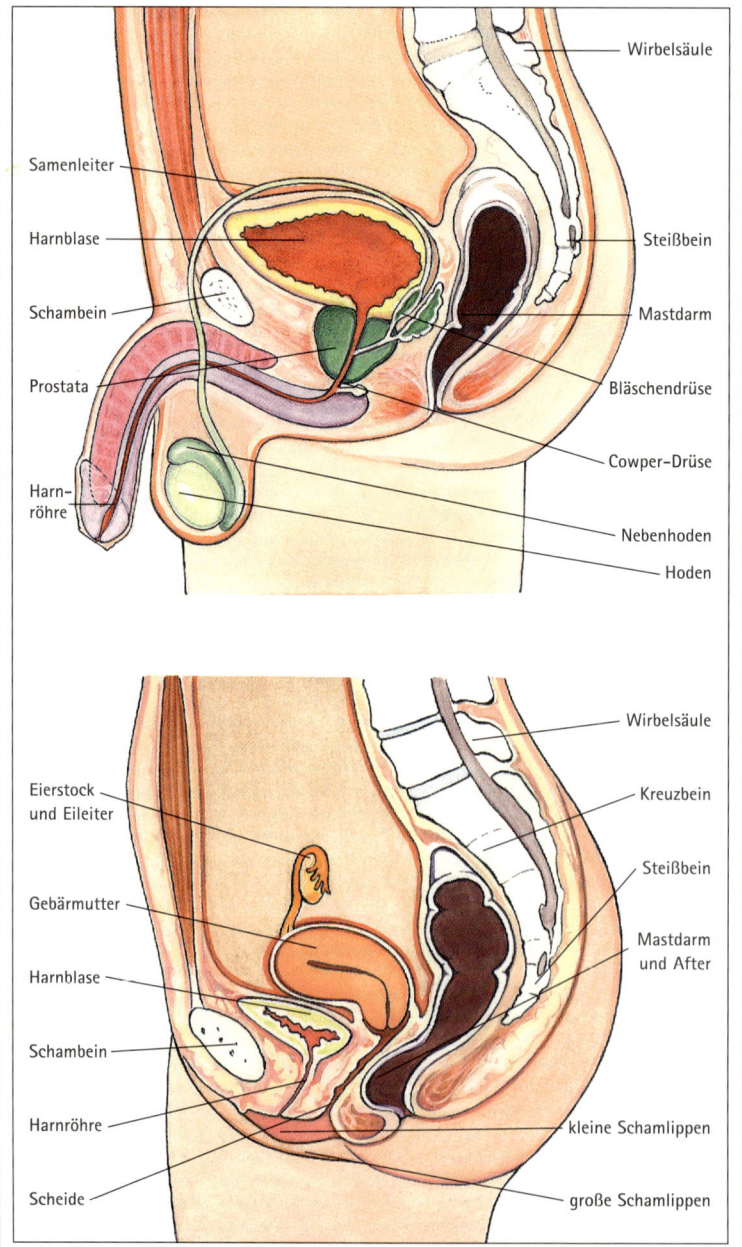

Wirbelsäule

Samenleiter

Harnblase

Schambein

Prostata

Harn-röhre

Steißbein

Mastdarm

Bläschendrüse

Cowper-Drüse

Nebenhoden

Hoden

Wirbelsäule

Eierstock und Eileiter

Gebärmutter

Harnblase

Schambein

Harnröhre

Scheide

Kreuzbein

Steißbein

Mastdarm und After

kleine Schamlippen

große Schamlippen

halb Frauen auch eher zu Harnröhrenentzündungen (Urethritis) oder Blasenentzündungen (Zystitis) neigen als Männer. Bei Männern weist die Harnröhre eine Länge von 20 bis 25 cm auf, da sie den gesamten Penis durchzieht. Unterhalb der Blase wird sie von der etwa kastaniengroßen Vorsteherdrüse (Prostata) um-schlossen. Bei einer Vergrößerung der Vorsteherdrüse (Prostatahypertrophie), die vor allem bei älteren Männern relativ häufig vorkommt, wird die Harnröhre eingeengt und es kann zu Störungen der Blasenentleerung kommen. Insgesamt hat die Harnblase ein Fassungsvermögen von etwa 0,3 bis 0,5 Litern.

Funktionsmechanismus von Muskulatur und Nerven

Der von den Nieren fortwährend produzierte Urin wird durch wellenförmiges Zusammenziehen der Muskeln (peristaltische Muskelkontraktionen) im Nierenbecken und in den Harnleitern zur Blase transportiert, wo er über einen Zeitraum von mehreren Stunden gesammelt wird. Die Harnblase verfügt über eine kräftige Wandmuskulatur, die aus drei übereinander liegenden Schichten besteht und nicht vom Willen gesteuert wird. Im Innern ist die Harnblasenwand mit einer stark gefalteten Schleimhaut ausgekleidet, die sich bei zunehmender Füllung glättet. Dabei verändert die Harnblase allmählich ihre Form, die im Leerzustand einer flachen Schale gleicht und sich im Laufe des Füllungsprozesses immer mehr bis zu einer Kugel ausdehnt. Für den Verschluss der Blase ist das dreieckige Feld am Blasengrund zwischen den Einmündungen der beiden Harnleiter und dem Beginn der Harnröhre (Trigonum vesicae) von großer Bedeutung. Die Schleimhaut dieses

Bezirks ist mit der Muskulatur fest verbunden, weshalb sie auch im Gegensatz zur übrigen Schleimhaut der Innenwand keine Falten aufweist. Am Blasenausgang befindet sich ein ringförmiger Blasenschließmuskel (Sphinkter), der auch als **innerer Blasenschließmuskel** bezeichnet wird und nicht dem Willen unterliegt. Diesem inneren

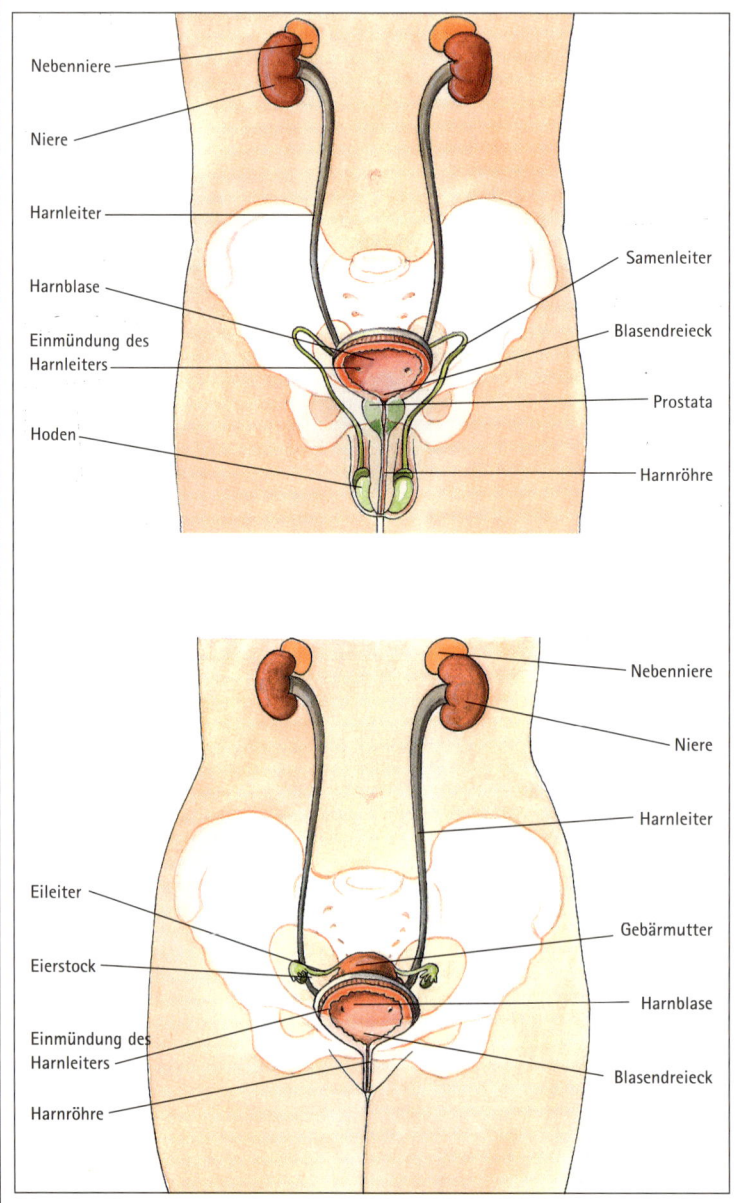

Nebenniere

Niere

Harnleiter

Harnblase

Einmündung des Harnleiters

Hoden

Samenleiter

Blasendreieck

Prostata

Harnröhre

Nebenniere

Niere

Harnleiter

Eileiter

Eierstock

Einmündung des Harnleiters

Harnröhre

Gebärmutter

Harnblase

Blasendreieck

Verschluss steht noch ein **äußerer Schließmuskel** gegenüber: Er liegt in der Beckenbodenmuskulatur und umschließt die Harnröhre unterhalb des Blasenausgangs. Der äußere Schließmuskel ist von unserem Willen steuerbar. Hat der Urin in der Blase eine bestimmte Füllmenge erreicht, die individuell verschieden ist und durchschnittlich zwischen 250 ml und 400 ml liegt, dehnt sich durch die Erhöhung des Innendrucks die Harnblasenwand aus. Dabei werden die in der Blasenwand befindlichen Nervenzellen (Rezeptoren) stimuliert, die über das Rückenmark dem Gehirn den Füllungszustand der Blase anzeigen, was wir dann als Harndrang empfinden. Durch das **vegetative,** dem Willen nicht unterworfene **Nervensystem** wird zunächst eine weitere Dehnung der Blasenmuskulatur bewirkt, sodass der innere Blasenschließmuskel noch verschlossen bleibt. Erst im weiteren Verlauf der Harnspeicherung zieht sich ab einem gewissen Füllungsgrad die Blasenwandmuskulatur zusammen und der innere Schließmuskel erschlafft. Die Blasenentleerung (Miktion) könnte jetzt beginnen, wäre da nicht noch die willentliche Steuerung über das **somatische Nervensystem** mit der Möglichkeit den Harndrang noch eine Zeit lang zu unterdrücken und den äußeren Schließmuskel geschlossen zu halten. Doch diese Möglichkeit besteht auch nur in begrenztem Umfang.

Denn spätestens wenn das maximale Fassungsvermögen der Blase erreicht ist, wird der Innendruck die willentliche Steuerung aufheben und den äußeren Schließmuskel erschlaffen lassen, worauf es dann zur Blasenentleerung kommt.

Nach der Harnentleerung ist die Blasenmuskulatur wieder entspannt und die Blase wird durch das Zusammenziehen der Muskulatur der Harnröhre und des Beckenbodens wieder verschlossen.

Die häufigsten Formen der Harninkontinenz

Es gibt mehrere Formen des unwillkürlichen Urinverlusts, die nach verschiedenen Kriterien unterschieden werden. Die Bandbreite reicht vom gelegentlichen Harntröpfeln über häufigen bis hin zum plötzlichen und nicht mehr beherrschbaren Harndrang. Die Ursachen für diese Symptome sind vielfältig, dazu zählen beispielsweise Störungen des Blasenverschlusssystems, hormonelle Veränderungen oder neurologische Erkrankungen. Im Rahmen dieses Ratgebers werden wir uns im Folgenden auf die häufigsten Erscheinungsformen der Harninkontinenz beschränken.

Stressinkontinenz

Stressinkontinenz wird oft auch als Belastungs- oder Anstrengungsinkontinenz bezeichnet, was mit der englischen Vokabel „stress" und ihrer deutschen Bezeichnung von Spannung, Dehnung, Anstrengung, Belastung und Druck zusammenhängt. Denn bei der Stressinkontinenz ist der unwillkürliche Harnverlust eine Folge plötzlich veränderter Druckverhältnisse im Bauchraum, denen eine geschwächte Muskulatur nicht mehr standzuhalten vermag. So erhöhen beispielsweise schon geringe körperliche Anstrengungen („stress") wie Lachen, Husten, Niesen, Bücken oder Treppensteigen den Druck im Bauchinnenraum, der sich dann auch auf das Innere der Harnblase, die Harnröhre, die Schließmuskel und den Beckenboden überträgt. Eine geschwächte Beckenbodenmuskulatur gibt diesem erhöhten Druck nach, sodass sich Blase und Harnröhre absenken. Die Harnröhre steht nicht mehr senkrecht zum Beckenboden, wodurch die Funktion des Schließmuskels beeinträchtigt wird und es zum Verlust von kleineren Mengen Urin kommt.

An der Stressinkontinenz leiden aufgrund anatomischer Gegebenheiten überwiegend Frauen. Die Gründe hierfür sind vielfältig: Einmal wird die Beckenbodenmuskulatur während einer Schwanger-

Schweregrade der Stressinkontinenz

Grad 1	Urinverlust bei erhöhtem Bauchinnendruck infolge von Husten, Niesen, Lachen, Heben von schweren Gegenständen
Grad 2	Urinverlust bei leichten körperlichen Belastungen wie Aufstehen, Laufen, Treppensteigen
Grad 3	Urinverlust in Ruhestellung, z. B. beim Stehen, Gehen und Liegen

schaft permanent belastet und bei der Geburt stark überdehnt, was dazu führen kann, dass auch junge Frauen häufig nach der Entbindung in der so genannten Rückbildungsphase unter vorübergehender Stressinkontinenz leiden, bis die Spannkraft und Festigkeit des Beckenbodens wiedererlangt ist. Deshalb ist eine konsequente Rückbildungsgymnastik nach jeder Entbindung so wichtig. Zum andern unterliegt der Beckenboden einem ganz natürlichen Alterungsprozess mit zunehmender Gewebs- und Muskelschwächung. Darüber hinaus schwächt auch die hormonelle Umstellung in und nach den Wechseljahren das Gewebe. Denn durch die verminderte Produktion des Sexualhormons Östrogen bilden sich unter anderem auch die Schleimhäute in Scheide, Blase und Harnröhre zurück: Sie werden weniger gut durchblutet, werden dünner und sind nicht mehr so elastisch, was sich nachteilig auf den Harnröhrenverschluss auswirkt und die Stressinkontinenz begünstigt.

Besonders anfällig für diese Form des unwillkürlichen Urinverlusts sind vor allem Frauen in Berufen, die überwiegend im Stehen ausgeübt werden (z. B. Verkäuferin) oder die ein regelmäßiges Heben von Lasten erfordern (z. B. Altenpflegerin, Krankenschwester). Denn bei diesen Tätigkeiten wird der Beckenboden im Übermaß belastet.

Gleichermaßen wirkt sich auch Übergewicht nachteilig auf die Beckenbodenmuskulatur aus, weil es durch die Druckerhöhung im Bauchraum zu einer Organsenkung kommen kann. Männer leiden aufgrund der Anatomie des Beckenbodens nur sehr selten an Stressinkontinenz. Größtenteils ist sie hier die Folge einer Verletzung am Harnröhrenschließmuskel bei operativen Eingriffen, beispielsweise nach einer Prostataoperation.

Dranginkontinenz

Bei der Dranginkontinenz, auch Urge-Inkontinenz (engl. urge = Drang) genannt, handelt es sich um die zweithäufigste Form des unwillkürlichen Urinverlusts, der meist in der Überaktivität der Blasenmuskulatur seine Ursache hat. Im Gegensatz zur Stressinkontinenz ist hier aber der Blasenverschluss intakt. Der im Normalfall bestehende Regelungsmechanismus zwischen der Meldung über das erreichte Füllvolumen der Blase, dem Verspüren von Harndrang und der Fähigkeit die Blasenentleerung zu verzögern, ist hier gestört, sodass es unmittelbar nach dem plötzlich auftretenden Harndrang auch schon zum unwillkürlichen Urinverlust kommt.

Man spricht in solchen Fällen von der **sensorischen Dranginkontinenz.** Denn die in der Blasenwand befindlichen Nervenzellen reagieren auf Reize überempfindlich und senden schon während der Speicherungsphase, in der normalerweise der Blasenmuskel aufgrund der geringen Füllmenge noch erschlafft ist, dem Gehirn eine „Falschmeldung", indem sie eine gefüllte Blase vorspiegeln. Die Blasenmuskulatur zieht sich daraufhin kräftig und andauernd zusammen, wodurch der Druck in der Blase plötzlich stark ansteigt, was als heftiger Harndrang wahrgenommen wird. Schließlich überwindet der Blaseninnendruck den ihm entgegengesetzten Druck des Schließmuskels: Ein nicht mehr beherrschbarer Urinabgang ist die Folge.

Hinter dieser Form der Dranginkontinenz verbergen sich häufig Grunderkrankungen wie beispielsweise eine Blasenentzündung, bei der die Blasenschleimhaut besonders stark gereizt ist und schon geringe Urinmengen einen überaus starken Harndrang auszulösen vermögen. Ebenso können aber auch Blasensteine, Harnröhrenverengungen, eine Vergrößerung der Prostata, Tumoren oder Strahlenschäden die Ursache sein. Mitunter führen auch psychische Anspannungen wie Prüfungsangst, Wiedersehensfreude, Lampenfieber oder Schockerlebnisse zu derartigen Beschwerden.

Nach einer gezielten Behandlung der Grunderkankungen

bildet sich die sensorische Dranginkontinenz in der Regel rasch zurück.

Wenn das Gehirn aufgrund einer Störung der Nervenbahnen die Blasenentleerung nicht mehr zu hemmen vermag, spricht man von einer **motorischen Dranginkontinenz.** Harndrang und Urinabgang treten fast gleichzeitig auf, sodass sehr oft die Toilette nicht mehr erreicht werden kann.

Die motorische Dranginkontinenz tritt meist im fortgeschrittenen Lebensalter auf und geht sehr oft mit neurologischen Erkrankungen wie Schlaganfall, Multiple Sklerose, Morbus Alzheimer oder Morbus Parkinson einher.

Überlaufinkontinenz

Bei der Überlaufinkontinenz handelt es sich um den berühmten Tropfen, der „das Gefäß" (Blase) zum Überlaufen bringt. Meist liegt hierbei eine mechanische Abflussbehinderung (Vergrößerung der Prostata, Blasenstein, Harnröhrenverengung, Tumor etc.) zugrunde, wodurch es in der Blase zu einem Harnrückstau kommt. Mit zunehmender Blasenfüllung wird die Blasenmuskulatur überdehnt, bis der Harnröhrenverschlussdruck dem Druck in der Blase nicht mehr standzuhalten vermag und unwillkürlich eine geringe Menge Urin abgeht und zwar so lange tröpfchenweise, bis der Blaseninnendruck wieder unter den Harnröhrenverschlussdruck absinkt. Die Folge ist, dass sich die Blase nicht vollständig entleert und somit immer Restharn zurückbleibt. Schließlich wird die Blasenmuskulatur infolge ständiger Ausdehnung ihre Kontraktionsfähigkeit verlieren. Eine selbsttätige Blasenentleerung ist dann nicht mehr möglich und es wird zu einem permanenten Harnträufeln kommen. Überdies bietet eine ständig gefüllte Blase beste Voraussetzungen zur Vermehrung von Bakterien, weshalb sich dann auch Infektionen häufen.

In der Regel sind überwiegend Männer von einer Überlaufinkontinenz betroffen, meist aufgrund einer gutartigen Prostatavergrößerung. Bei Frauen tritt sie häufig als Folge einer ausgeprägten Organsenkung auf.

In beiden Fällen wird die Entleerung der Blase mechanisch behindert: Eine operative Therapie ist daher angezeigt.

Der Beckenboden

Das Becken wird nach unten durch den aus Muskel- und Gewebsplatten bestehenden Beckenboden verschlossen, der nur durch die Öffnungen für die Harn- und Geschlechtswege sowie den Darm unterbrochen wird. Die Beckenbodenmuskulatur erstreckt sich vom Schambein (Symphyse) bis zum Steißbein. Aufgabe des Beckenbodens ist es die inneren Organe des kleinen Beckens (Darm, Blase, Gebärmutter, Scheide) in ihrer Position zu halten und sie zu stützen. Um dem Beckenboden die erforderliche Spannkraft, die er zur Erfüllung seiner Aufgabe benötigt, zu verleihen, sind die Muskeln und das Bindegewebe in drei Schichten übereinander angeordnet. Dabei bilden die quer, längs und ringförmig verlaufenden Muskelfasern der einzelnen Schichten eine Art Gitter. Diese elastische Konstruktion ermöglicht es, das bei aufrechter Körperhaltung auf den Beckenboden einwirkende Organgewicht zu tragen. Ebenso gehört es zur Funktion der Beckenbodenmuskulatur, einem Druckanstieg im Bauchraum, wie er beispielsweise beim Pressen während des Stuhlgangs, beim Wasserlassen, beim Husten, Niesen, Lachen, Tragen von Lasten oder während der Geburt erfolgt, standzuhalten.

Die Muskulatur des weiblichen Beckens ist naturgemäß schon in jungen Jahren wesentlich stärkeren Belastungen ausgesetzt als die des Mannes. Der größere Durchmesser des weiblichen Beckens, die ansteigenden Druckbelastungen während einer Schwangerschaft, die extremen muskulären Anspannungen und die Überdehnung bei der Geburt, eine vorzeitige Erschlaffung der Bauchdecke nach Mehrfachgeburten und nicht zuletzt der Östrogenmangel in den Wechseljahren sind spezifische Faktoren, die den weiblichen Beckenboden in besonderem Maße schwächen.

Die Schwachstellen des Beckenbodens sind vorwiegend die Austrittsstellen von Harnröhre, Scheide und After, die deshalb noch einmal zusätzlich mit einem Verschlussmechanismus, nämlich mit einer eigenen Ringmuskulatur versehen sind. Da die gesamte Beckenbodenmusku-

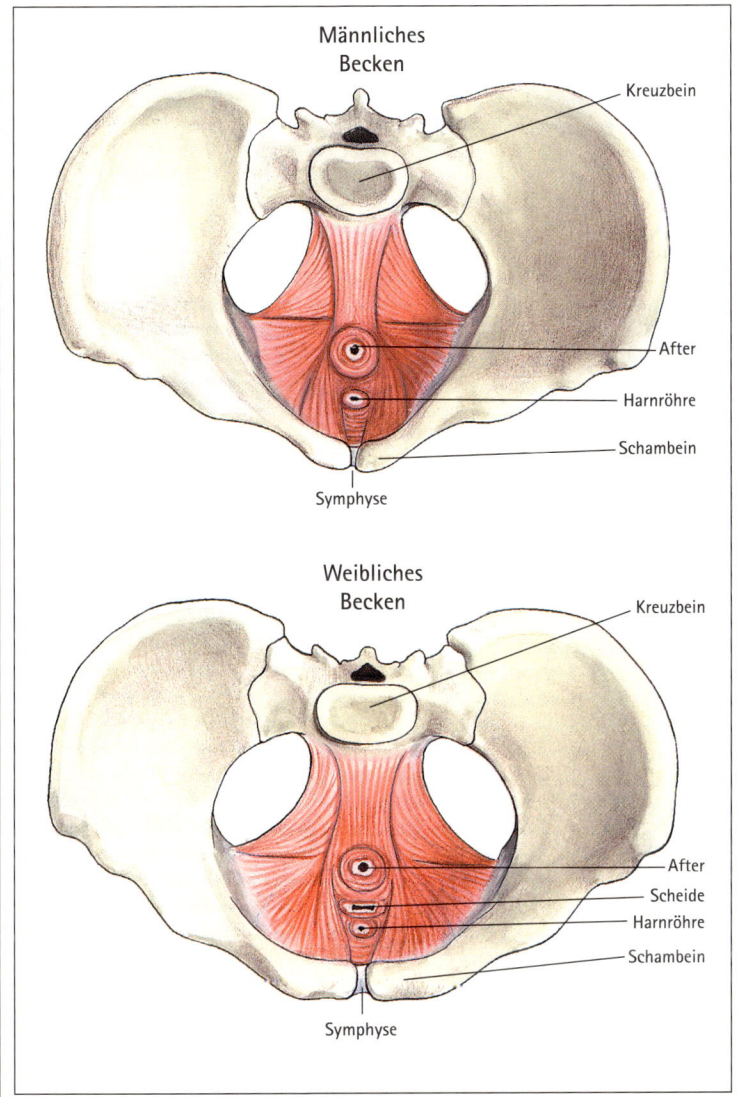

Männliches
Becken

Kreuzbein

After

Harnröhre

Schambein

Symphyse

Weibliches
Becken

Kreuzbein

After

Scheide

Harnröhre

Schambein

Symphyse

latur der willkürlichen Steuerung unterliegt (quergestreifte Muskeln = willkürliche Muskeln), lässt sie sich auch gut und leicht trainieren. Ein solches gezieltes Training sollte daher einen festen Platz im Tagesablauf erhalten, mit dem vor allem Frauen ihren stark beanspruchten Beckenboden schon schon frühzeitig kräftigen können, um späteren Senkungsbeschwerden vorzubeugen oder vorhandene Probleme in den Griff zu bekommen. Aus diesen Gründen ist es heute selbstverständlich, dass Frauen

19

während einer Schwangerschaft die besonders in Anspruch genommene Halte- und Stützfunktion des Beckenbodens durch eine begleitende und geburtsvorbereitende Gymnastik trainieren. Ebenso wichtig für den genitalen Halteapparat ist auch die Rückbildunggymnastik, die schon im Frühwochenbett, also bereits einen Tag nach der Entbindung, beginnt und im Spätwochenbett fortgesetzt wird.

Aber auch Frauen, die nicht entbunden haben, können in den Wechseljahren aufgrund der Hormonumstellung Probleme mit der Beckenbodenmuskulatur bekommen. Insoweit stellt auch für diese Personengruppe eine regelmäßige Beckenbodengymnastik die beste Senkungsprophylaxe dar. Harninkontinenz ist jedoch kein reines „Frauenleiden". Wenngleich der männliche Beckenboden weitaus stärker strukturiert ist als der weibliche, kann es zum Beispiel nach operativen Eingriffen an der Prostata zu einer kurzfristig auftretenden Stressinkontinenz kommen. Zudem können mangelnde körperliche Bewegung und Übergewicht auch bei Männern zu einer Schwächung des Beckenbodens führen.

Dies hat zur Folge, dass sich die Harnblase senkt und es zu einem unwillkürlichen Harnverlust kommt.

Auch in diesen Fällen stellt die Beckenbodengymnastik eine wirkungsvolle Therapiemaßnahme dar.

Die Atmung

Die Atmung spielt bei der Beckenbodengymnastik eine ganz bedeutende Rolle. Mit einer unterstützenden Atemtechnik lässt sich ein hoher Druck im Bauchraum, der sich vorwiegend auf die inneren Organe auswirkt und ganz besonders die Blase komprimiert, vermeiden. Zudem wird der Beckenboden entlastet.

Wenngleich die Atmung sich selbsttätig regelt, ist es dennoch möglich ihren Ablauf zu beeinflussen. Zum besseren

Verständnis der verschiedenen Atemformen wird hier zunächst einmal der mechanische Ablauf eines Atemvorgangs veranschaulicht: Bei der Einatmung vergrößert sich der Innenraum des Brustkorbs, weil sich zum einen das Zwerchfell, die Trennmembran zwischen Brust- und Bauchhöhle, zusammenzieht und absenkt und zum anderen die Rippen durch die Kontraktion der Zwischenrippenmuskeln angehoben werden. Diese Erweiterung des Brustkorbs erzeugt einen Unterdruck, wodurch die Einatmungsluft eingesogen wird und die Lungen sich entsprechend ausdehnen. Gleichzeitig verringert sich der Raum unter dem Zwerchfell, wobei die Eingeweide in die Bauchwand hineingedrängt werden – äußerlich sichtbar durch das Heben der Bauchdecke. Die Einatmung endet mit dem Beginn der Ausatmung, das heißt der Übergang zwischen Ein- und Ausatmung ist fließend. Die Ausatmung erfolgt überwiegend passiv dadurch, dass die Muskulatur erschlafft und die Dehnungenergie, die in den elastischen Elementen gespeichert ist, die Lunge wieder verkleinert. Das Zwerchfell

> ### ► Wichtig ◄
>
> - Alle Übungen in der Phase der Ausatmung ausführen.
> - Bei körperlicher Belastung (Gymnastik, Alltagsverhalten, Bücken, Heben, Tragen) niemals die Luft anhalten.

geht in seine Ausgangsstellung zurück, die Eingeweide nehmen ihre Ursprungslage wieder ein.

Wird zur Atmung in erster Linie die Zwischenrippenmuskulatur eingesetzt, spricht man von der **Brustatmung.** Werden jedoch hauptsächlich Zwerchfell und Bauchmuskulatur benutzt, spricht man von der **Zwerchfell-** oder **Bauchatmung.**

Zwischen dem Ende der Ausatmung und dem Wiederbeginn der Einatmung liegt ein minimaler Moment des Nichtatmens, der sich auf den Atemrhythmus auswirkt und in der Atemtherapie als Höhepunkt der Entspannungsphase genutzt wird. Ein Grund, warum beispielsweise jede gymnastische Übung immer mit der Ausatmungsphase beginnt.

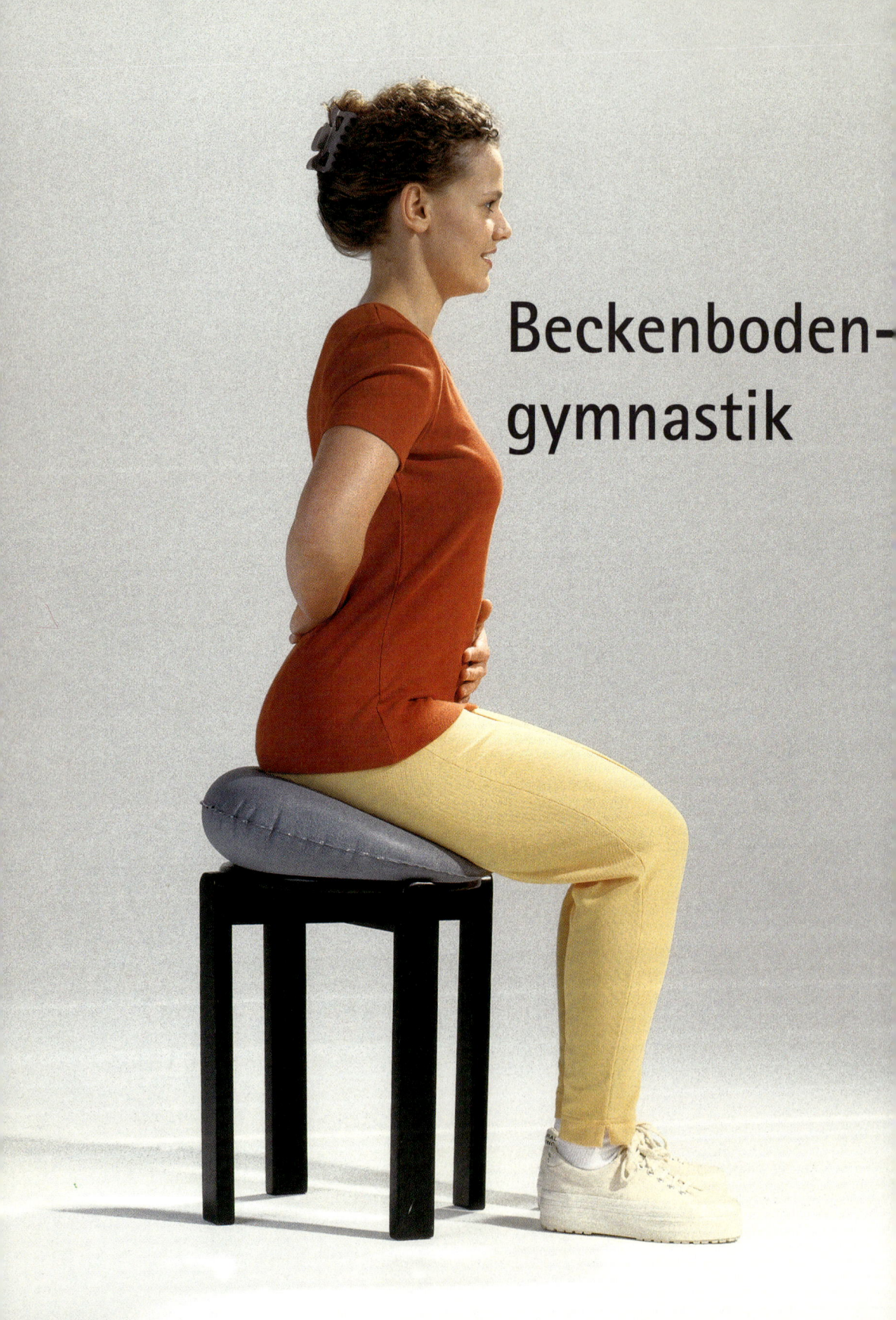

Beckenboden-
gymnastik

Vorbereitung der Übungen

Das folgende Trainingsprogramm setzt sich aus Übungsreihen zusammen, die alle aufeinander aufbauen. Dennoch ist es nicht erforderlich, die Übungen in der vorgegebenen Reihenfolge auszuführen. Vielmehr kommt es darauf an, zunächst einmal die verschiedenen Muskelgruppen, die den Beckenboden durchziehen, durch bestimmte Wahrnehmungsübungen in ihrer Funktion und somit den Beckenboden in seiner Gesamtheit, aber auch im Zusammenwirken mit der benachbarten Bauch-, Gesäß- und Oberschenkelmuskulatur, kennen zu lernen. Im Alltag nehmen wir insbesondere den Beckenboden nur unbewusst wahr, etwa bei der Blasen- und Darmentleerung.

Ziel der Beckenbodengymnastik ist es, das Gleichgewicht zwischen dem Bauchraum (Druck von oben) und dem Beckenboden (Kraft von unten) aufrecht zu erhalten beziehungsweise wiederherzustellen. Insoweit dient die Beckenbodengymnastik nicht nur als kurative (heilende)

und rehabilitative (wiederherstellende) Maßnahme, sondern sollte auch von jüngeren Frauen präventiv (vorbeugend) gegen Senkungsbeschwerden ausgeübt werden. Achten Sie bei eigener Programmzusammenstellung aber unbedingt darauf, dass zunächst das **Anspannen der Beckenbodenmuskulatur während der Ausatmung** beherrscht wird, was eine unerlässliche Voraussetzung für den weiteren Übungserfolg ist. Nicht die Anzahl der gymnastischen Übungen gewährleistet den Trainingserfolg, sondern die Regelmäßigkeit (täglich!) und die Qualität, das heißt die korrekte Ausführung gezielter Übungen. Darüber hinaus sollten bei der Auswahl von Übungen auch die persönliche Konstitution und Kondition ganz entscheidende Kriterien sein, um eine Überforderung auszuschließen. Vor allem aber fassen Sie sich in Geduld, dann wird sich der gewünschte Erfolg bei entsprechender Ausdauer und fleißigem Üben auch bald einstellen.

Wahrnehmung des Beckenbodens

Erspüren der Beckenboden- sowie der benachbarten Gesäß-, Oberschenkel- und Bauchmuskulatur

Ausgangsstellung Rückenlage

■ Legen Sie ein kleines Kissen unter den Kopf und nehmen Sie auf festem Untergrund die Rückenlage ein.
■ Legen Sie die Arme entspannt am Körper entlang ab. Stellen Sie die Füße hüftbreit auf.
■ Schließen Sie die Augen und konzentrieren Sie sich auf Ihr Becken.

Übung 1

■ Nehmen Sie die Ausgangsstellung ein und atmen Sie im gewohnten Rhythmus weiter.
■ Drücken Sie beide Fußballen gegen den Untergrund, ohne dabei die Fersen abzuheben (Abb. 1).
Durch die Anspannung spüren Sie ganz deutlich Ihre Beckenbodenmuskulatur!
■ Verweilen Sie in dieser Stellung etwa 7 Sekunden und lösen Sie erst dann die Spannung.
■ Führen Sie diese Übung mehrmals und immer mit einer Pause dazwischen aus,

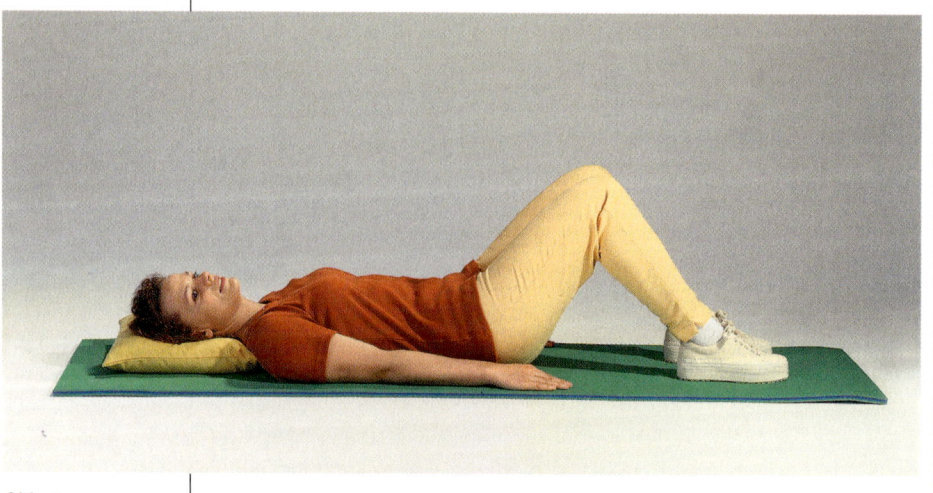

Abb. 1

bis Sie sich ein sicheres Gefühl für ihre Beckenbodenmuskulatur eingeprägt haben.

Übung 2

■ Nehmen Sie die Ausgangsstellung ein und atmen Sie im gewohnten Rhythmus weiter.
■ Legen Sie nun eine Hand auf das Schambein, drücken Sie beide Fußballen wieder gegen den Untergrund ohne dabei die Fersen anzuheben und heben Sie jetzt das Gesäß von der Unterlage hoch (Abb. 2).
Mit der aufliegenden Hand fühlen Sie nun deutlich Ihre Beckenbodenmuskulatur und gleichzeitig spüren Sie durch das angehobene Becken Ihre Gesäßmuskulatur!

■ Verweilen Sie in dieser Stellung etwa 7 Sekunden, legen Sie dann erst das Becken wieder ab und lösen Sie die Spannung.
■ Führen Sie diese Übung mehrmals und immer mit einer Pause dazwischen aus, bis Sie deutlich zwischen Beckenboden- und Gesäßmuskulatur unterscheiden können.

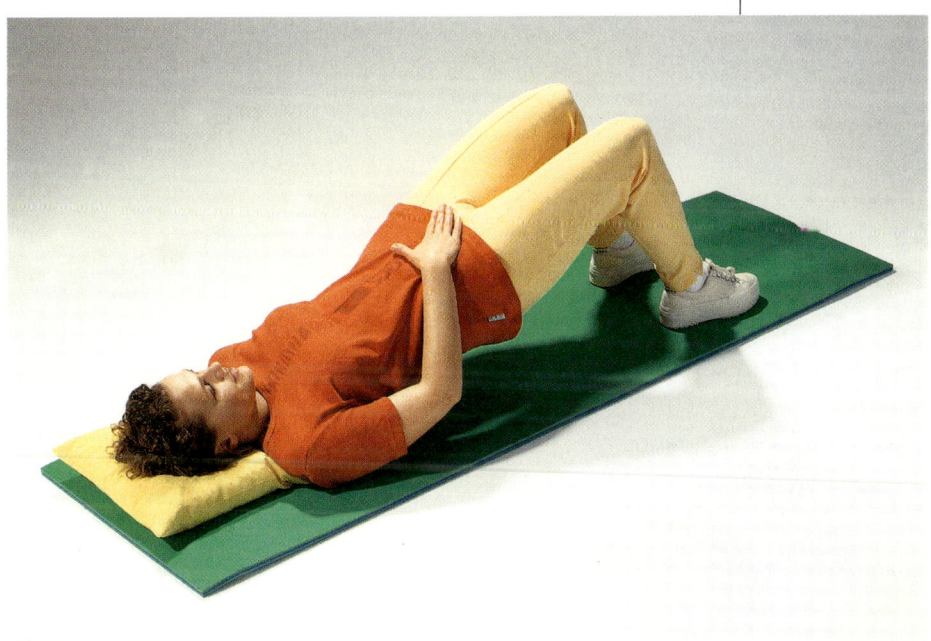

Abb. 2

Übung 3

■ Führen Sie die gleiche Übung wie zuvor aus und drücken Sie dabei die Oberschenkel zusammen (Abb. 3). *In Verbindung mit der Beckenboden- und Gesäßmuskulatur werden Sie nun zusätzlich Ihre Oberschenkelmuskulatur wahrnehmen!*

■ Verweilen Sie in dieser Stellung wieder etwa 7 Sekunden, nehmen Sie dann erst wieder die Ausgangsstellung ein und lösen Sie die Spannung.

■ Führen Sie diese Übung mehrmals und immer mit einer Pause dazwischen aus, bis Sie deutlich zwischen der Muskulatur des Beckenbodens, des Gesäßes und der Oberschenkel unterscheiden können.

Übung 4

■ Nehmen Sie die Ausgangsstellung ein.

■ Legen Sie Ihre Hände in Nabelhöhe so auf den Bauch, dass die Fingerspitzen zueinander zeigen.

■ Atmen Sie nun tief durch die Nase in den Bauch hinein, gehen Sie dabei leicht ins Hohlkreuz und wölben Sie etwas den Bauch (Abb. 4).

■ Atmen Sie jetzt auf den Buchstaben „f" langsam aus

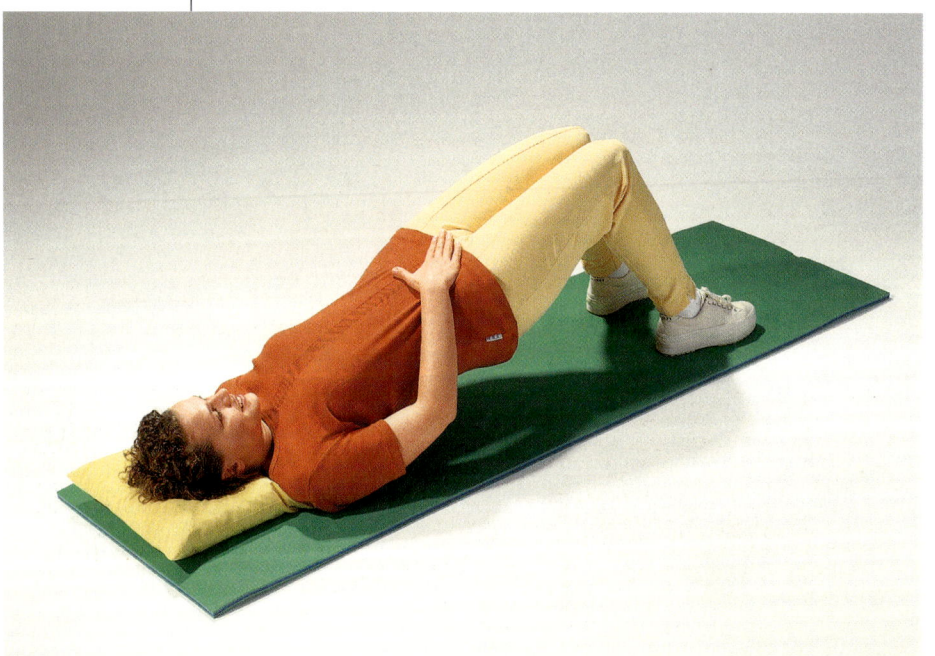

Abb. 3

und ziehen Sie dabei das Schambein in Richtung Nabel, wobei Sie automatisch die Lendenwirbelsäule auf die Unterlage drücken (Abb. 5). *Mit den aufliegenden Händen nehmen Sie während des Ein- und Ausatmens die An- und Entspannung Ihrer Bauchmuskulatur wahr!*

Führen Sie diese Atemübung insgesamt 4- bis 5-mal hintereinander aus.

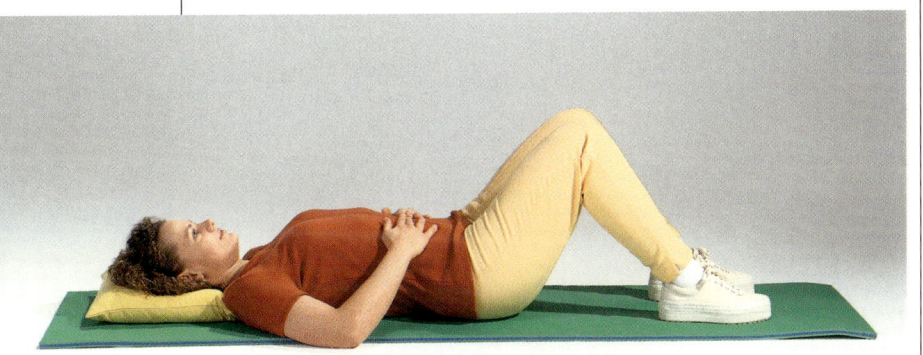

Abb. 4

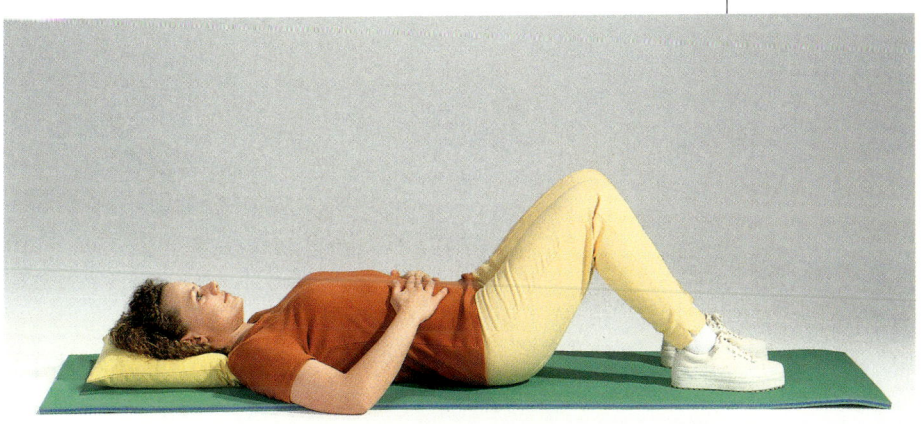

Abb. 5

Übung 5

Kneifübung in Rückenlage

■ Nehmen Sie die Ausgangsstellung ein.
■ Atmen Sie tief durch die Nase ein und spreizen Sie dabei die Oberschenkel (Abb. 6).

■ Atmen Sie langsam durch den Mund aus und ziehen Sie gleichzeitig die Schließmuskeln von Scheide, Harnröhre und After nach innen hoch (wie in einen Trichter hinein), während Sie die Oberschenkel wieder schließen (Abb. 7).
Durch das Öffnen und Schließen der Schenkel in Verbindung mit

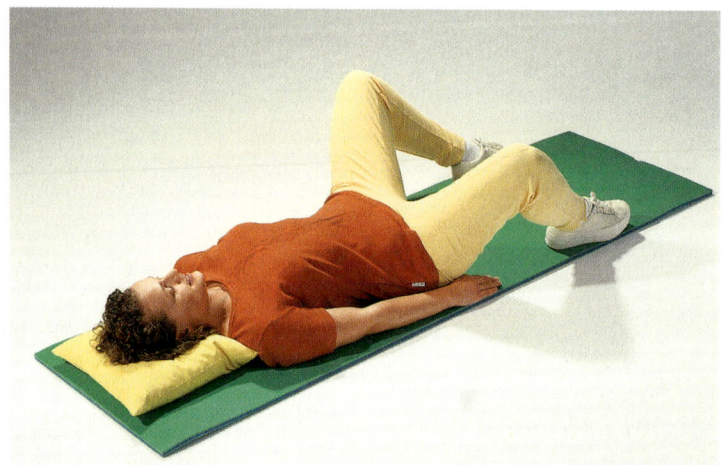

Abb. 6

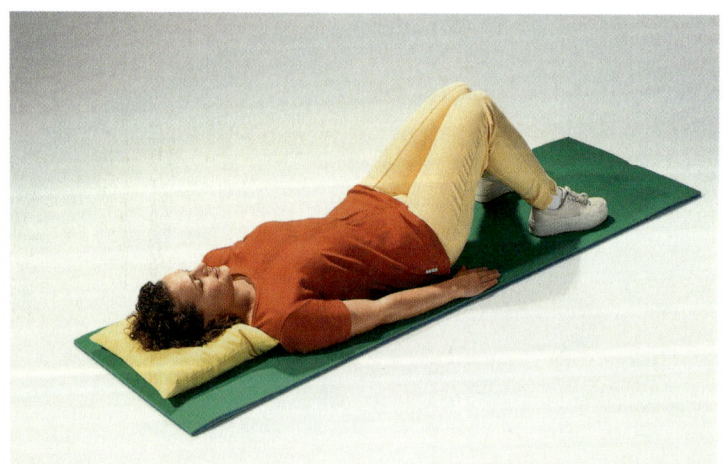

Abb. 7

der Anspannung von Scheide, Harnröhre und After können Sie leicht zwischen der Beckenboden- und Gesäßmuskulatur unterscheiden.

■ Führen Sie diese Übung mehrmals und immer mit einer Pause dazwischen aus, bis Sie deutlich zwischen der Muskulatur des Beckenbodens und des Gesäßes unterscheiden können.

Übung 6

Kneifübung im Sitzen

■ Legen Sie auf einen Stuhl (oder Hocker) ein zusammengerolltes Handtuch oder eine Nackenrolle und setzen Sie sich im so genannten „Reitersitz" darauf (Abb. 8).

■ Bilden Sie einen leichten Rundrücken und atmen Sie tief ein.

■ Richten Sie nun beim langsamen Ausatmen Ihren Oberkörper auf, indem Sie leicht ins Hohlkreuz gehen und ziehen Sie dabei gleichzeitig Scheide, Harnröhre und After nach innen hoch (wie in einen Trichter hinein). Versuchen Sie dabei die Handtuch- bzw. Nackenrolle mit dem Beckenboden „zu ergreifen".

Durch die Kneifübung gegen einen Widerstand spüren Sie intensiver den Unterschied zwischen Beckenboden- und Gesäßmuskulatur.

■ Führen Sie die Übung insgesamt 5-mal aus.

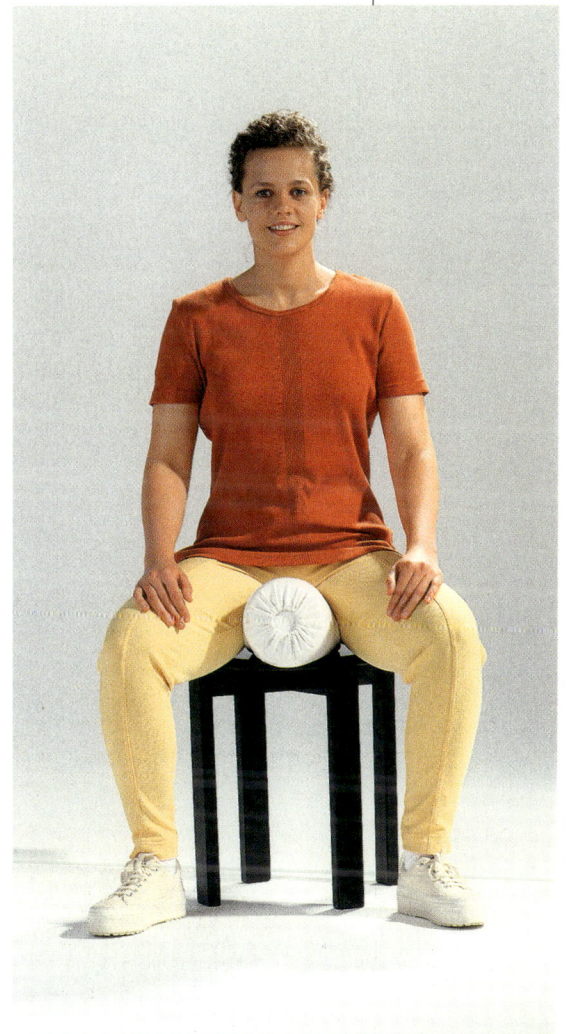

Abb. 8

Entlastung des Beckenbodens

Venenpumpübungen: Einnehmen von Körperhaltungen, bei denen die Becken-Bauch-Region höher gelagert ist als das Herz.
Die Umkehr der Druckverhältnisse im Bauchraum bewirkt eine Entstauung der inneren Organe und eine Entlastung des Beckenbodens.

Übung 1

Becken-Polster-Lagerung

■ Nehmen Sie die Ausgangsstellung „Rückenlage" ein.
■ Legen Sie ein Keilkissen oder ein mehrfach gefaltetes Badehandtuch (Decke) unter das Becken (Abb. 9).
■ Verweilen Sie in dieser Position 5 Minuten.

Übung 2

Radfahrbewegungen

■ Nehmen Sie die Ausgangsstellung wie zuvor ein.
Führen Sie jeweils 15 Sekunden lang mit dem rechten (Abb. 10), mit dem linken, dann mit beiden Beinen Radfahrbewegungen aus (Abb. 11).
■ Je nach Befinden können Sie die Übung beliebig oft wiederholen.

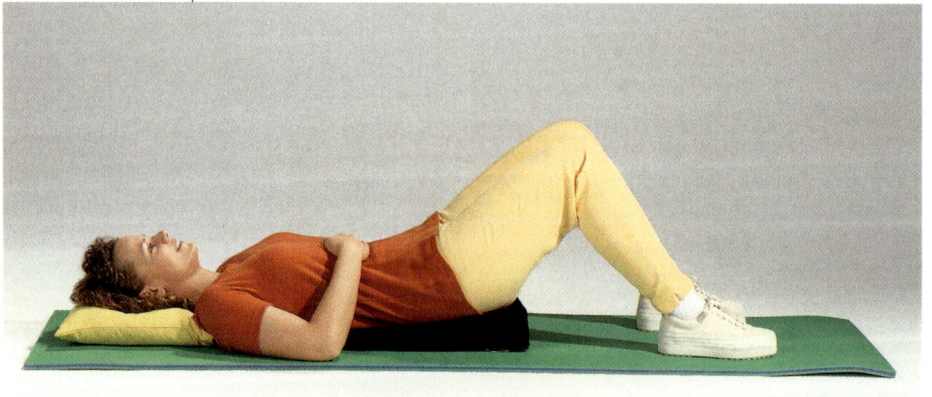

Abb. 9

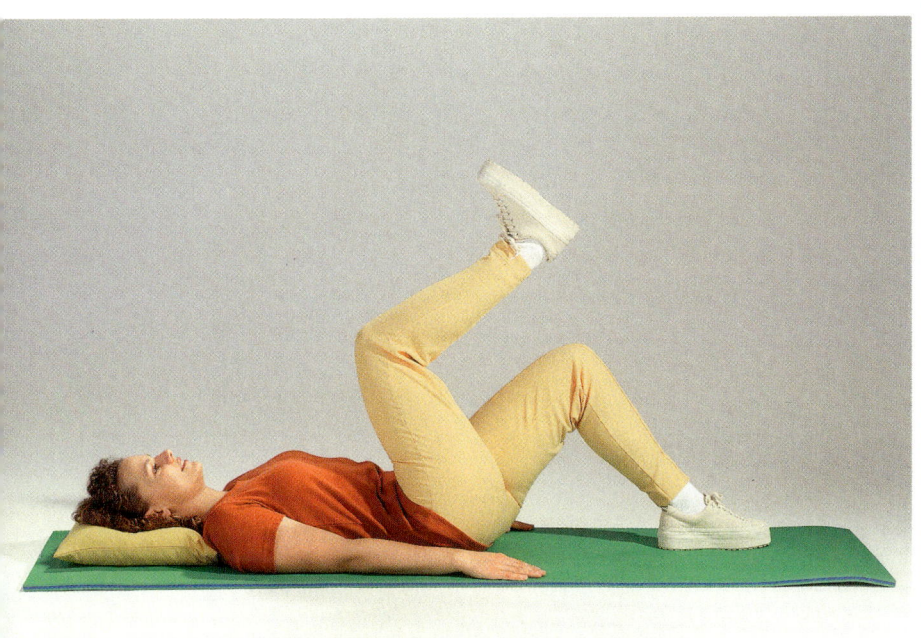

Abb. 10

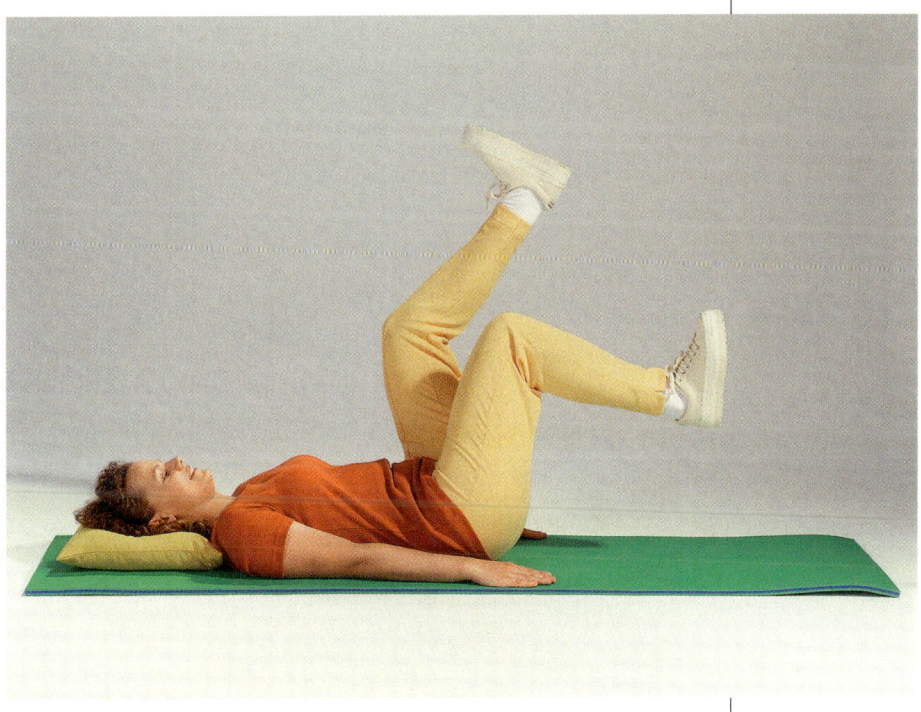

Abb. 11

Übung 3

Käferübung

■ Nehmen Sie auf festem Untergrund die Rückenlage ein.
■ Strecken Sie locker beide Arme und Beine zur Decke hoch (Abb. 12).

■ Verweilen Sie in dieser Position etwa 20 Sekunden. Je nach Befinden können Sie die Übung beliebig oft wiederholen.

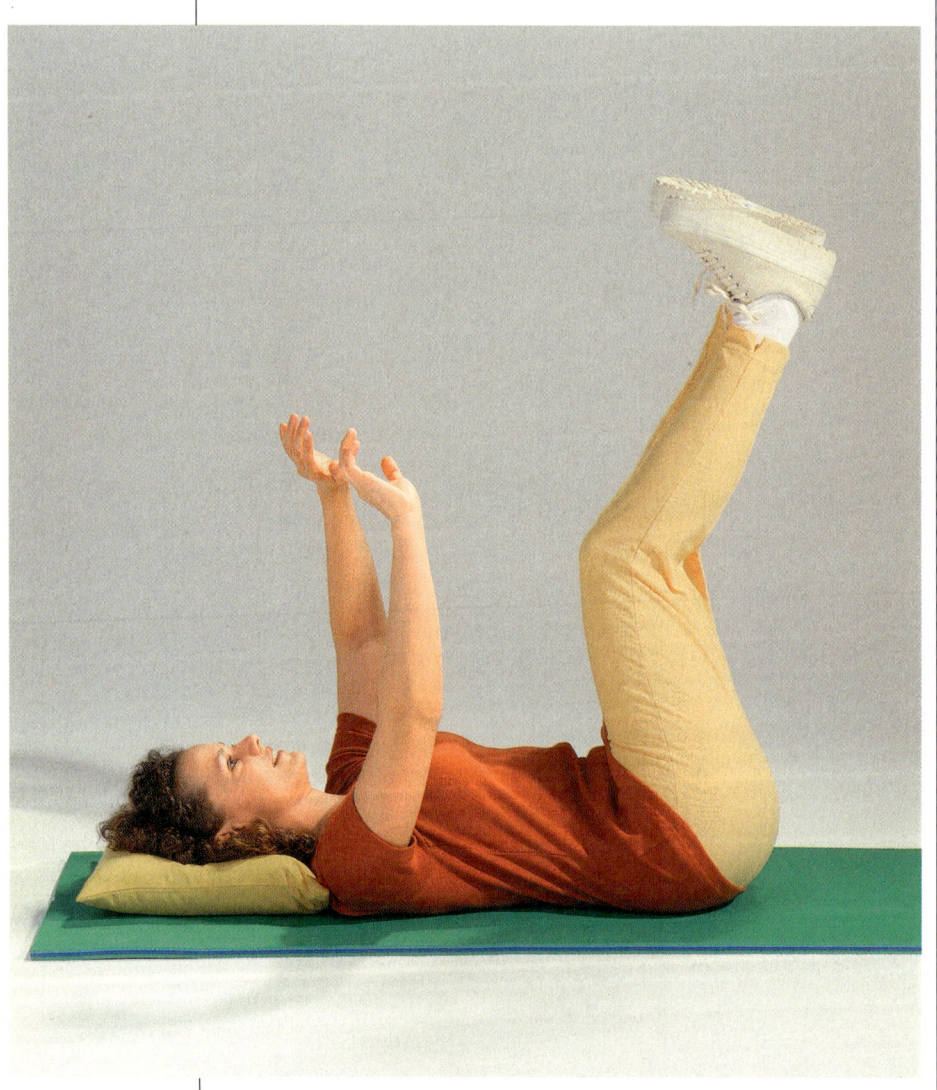

Abb. 12

Übung 4

■ Nehmen Sie die Rückenlage ein und legen Sie ein Keilkissen oder ein mehrfach gefaltetes Badehandtuch (Decke) unter das Becken.

■ Stellen Sie nun die Beine gestreckt an die Wand. Die Arme liegen dabei entspannt am Körper entlang auf dem Boden. Bewegen Sie nun zunächst beide Füße etwa 20-mal gleichzeitig auf und ab, dann im Wechsel (Abb. 13).

■ Je nach Befinden können Sie die Übung beliebig oft wiederholen.

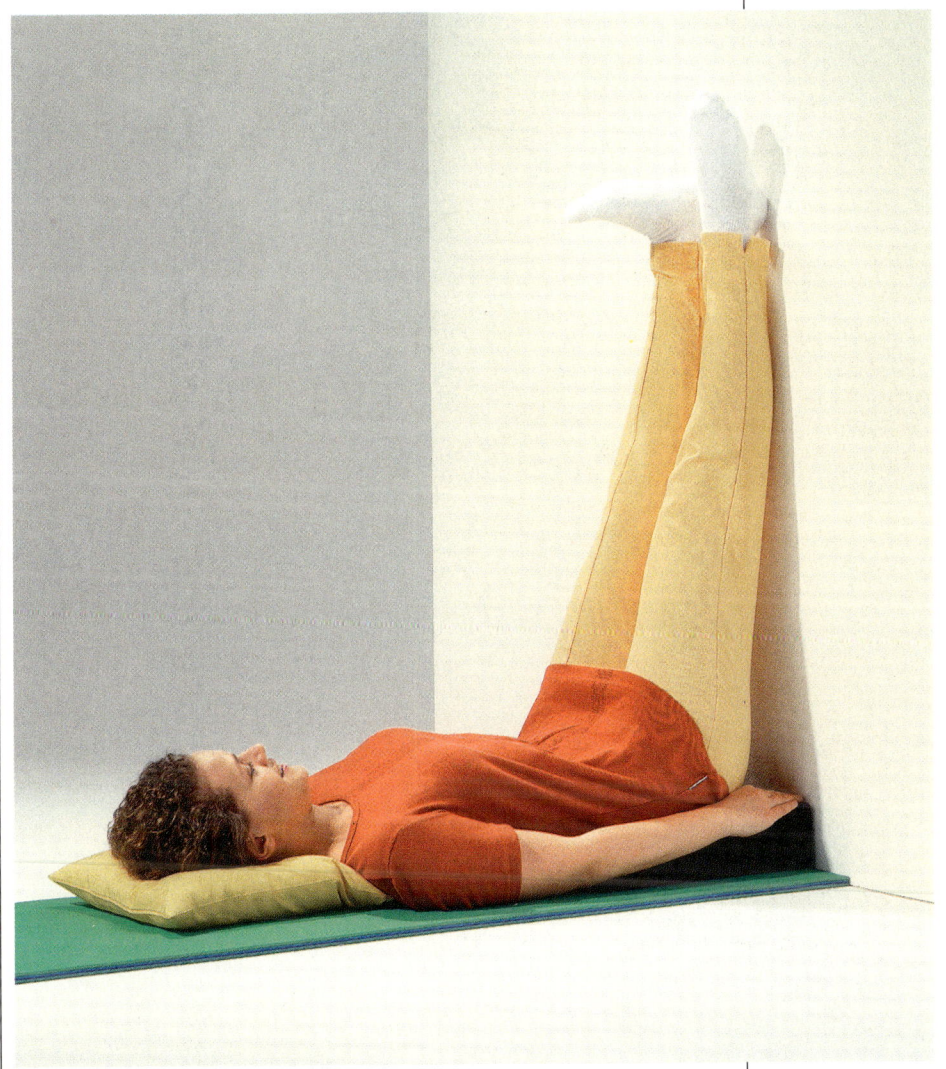

Abb. 13

Übung 5

Knie-Ellenbogen-Stütz

■ Nehmen Sie auf festem Untergrund den Kniestand ein, neigen Sie dabei den Oberkörper nach vorne und stützen Sie sich auf den Ellenbogen und Unterarmen ab.

■ Legen Sie Ihre Stirn zwischen den Händen auf (Abb. 14).

■ Atmen Sie im gewohnten Rhythmus weiter und verweilen Sie in dieser Position etwa 20 Sekunden.

■ Je nach Befinden können Sie die Übung beliebig oft wiederholen.

Übung 6

Bei starkem Harndrang für alle Notfälle

■ Nehmen Sie einen leichten Grätschstand ein und beugen Sie den Oberkörper möglichst tief nach vorne (Abb. 15). Ziehen Sie nun den Bauch ein und lassen Sie ihn wieder locker. Wiederholen Sie diese Übung 10-mal.
Bei richtiger Übungsausführung werden Sie ein sofortiges Nachlassen des Harndrangs verspüren!

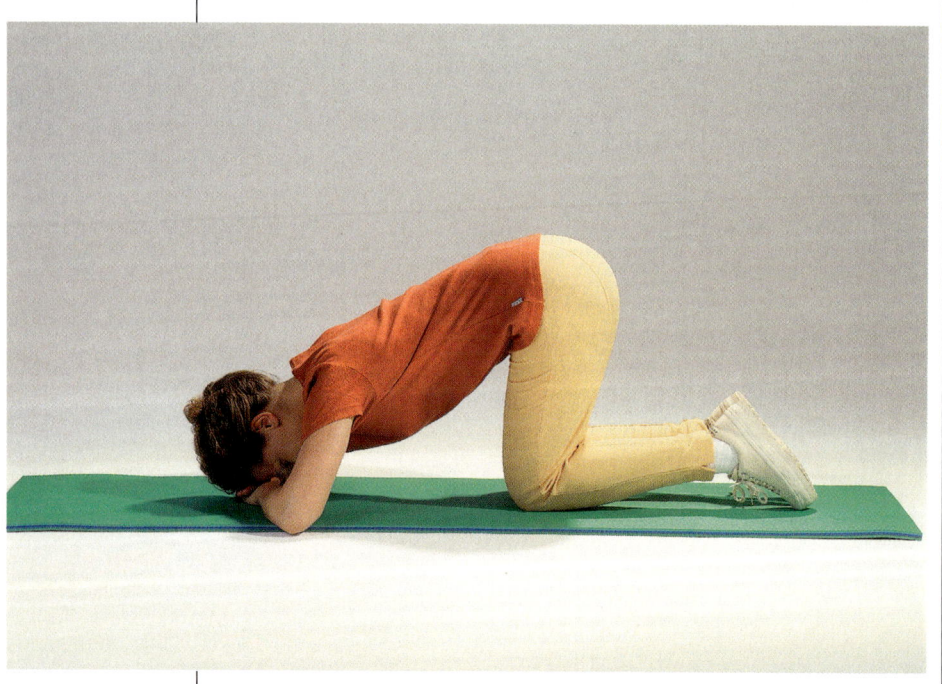

Abb. 14

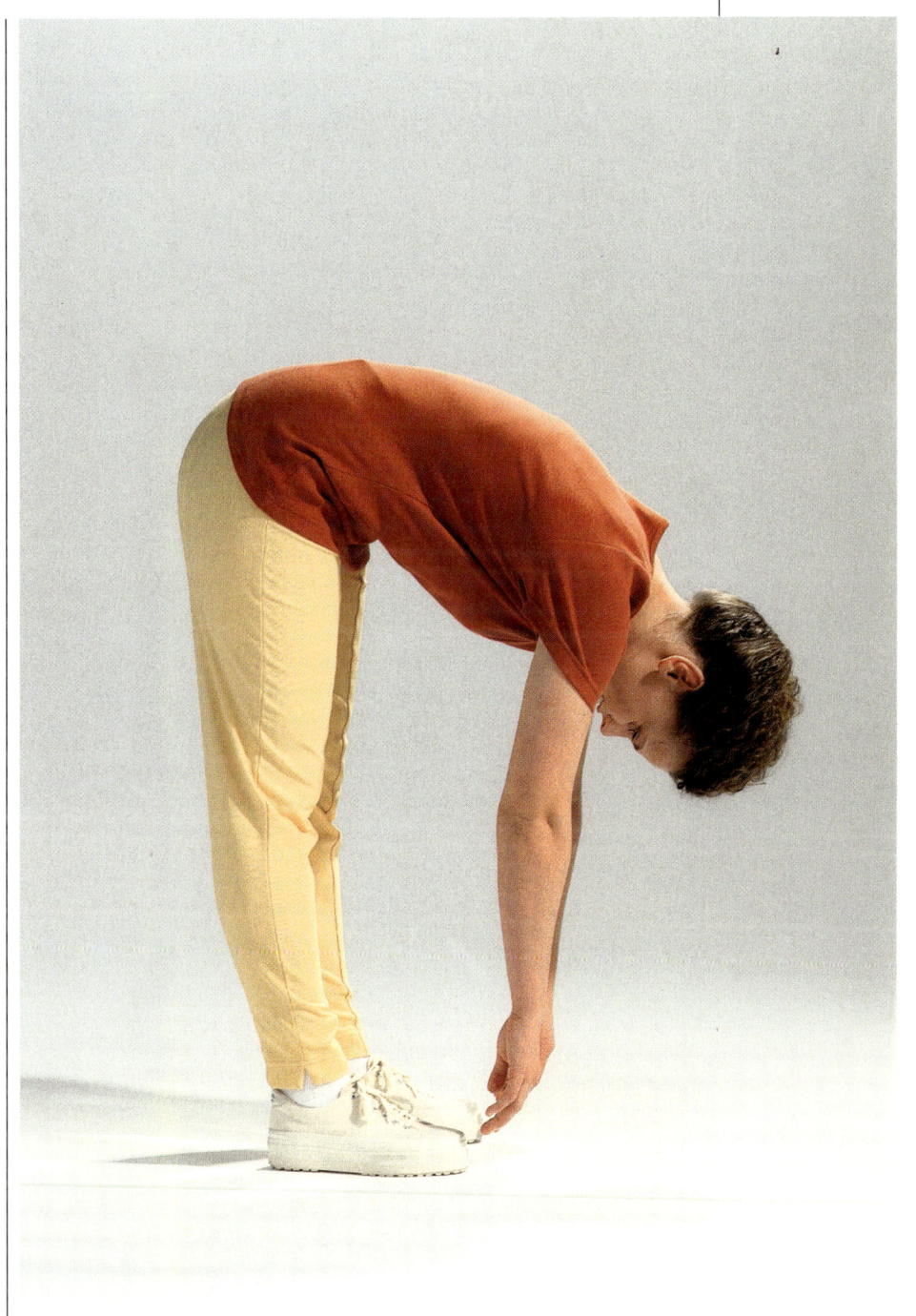

Abb. 15

Aufwärmen und Anspannen – Übungen mit dem Gymnastikball

Einwirken von Bewegungsreizen auf den Beckenboden

Übung 1

■ Nehmen Sie auf festem Untergrund die Rückenlage ein und legen Sie beide Unterschenkel auf dem Gymnastikball ab.

■ Atmen Sie nun durch die Nase tief in den Bauch hinein und gehen Sie dabei leicht ins Hohlkreuz.

■ Atmen Sie dann durch den Mund auf den Buchstaben „f" aus und ziehen Sie dabei das Schambein in Richtung Nabel, während Sie mit den Unterschenkeln gleichzeitig leichten Druck auf den Gymnastikball ausüben (Abb. 16).

■ Führen Sie diese Übung insgesamt 7-mal aus.

Übung 2

■ Nehmen Sie die Ausgangsstellung wie zuvor ein.

■ Atmen Sie durch die Nase tief in den Bauch hinein, drehen Sie dabei den Kopf nach rechts und bewegen Sie gleichzeitig die aufliegenden Beine mit dem Gymnastikball nach links (Abb. 17).

■ Beim Ausatmen auf „f" drehen Sie den Kopf nach links und bewegen Sie gleichzeitig die aufliegenden Beine mit dem Gymnastikball nach rechts.

■ Führen Sie diese Übung insgesamt 7-mal aus.

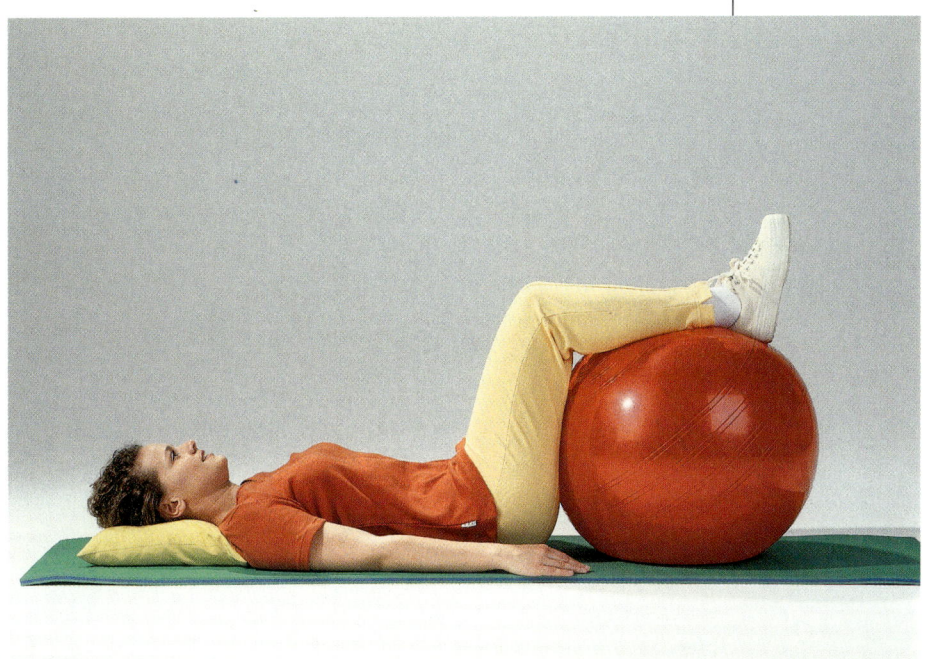

Abb. 16

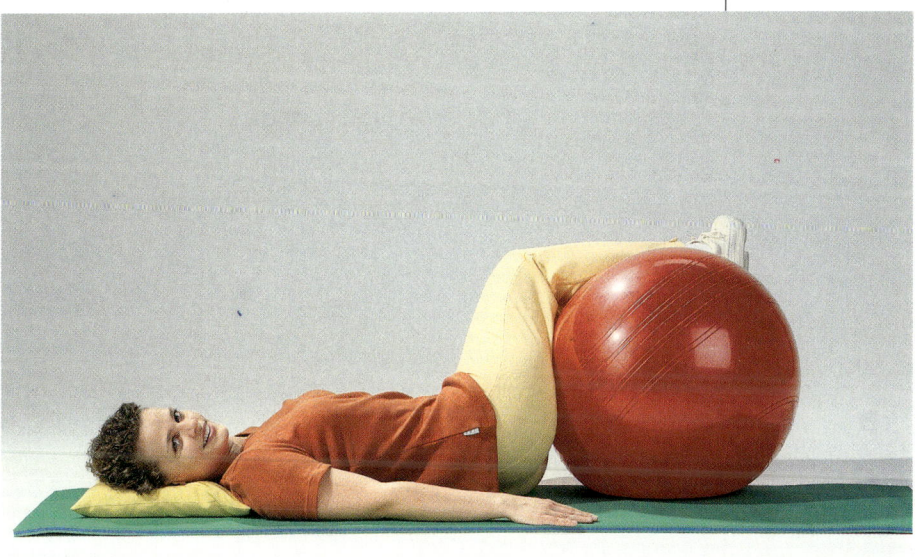

Abb. 17

Übung 3

■ Nehmen Sie die Sitzstellung auf dem Gymnastikball ein.

■ Führen Sie nun zur Erwärmung und Massage des Beckenbodens 10-mal nach rechts und 10-mal links kreisende Bewegungen auf dem Gymnastikball aus (Abb. 18).

■ Lassen Sie dabei beide Arme locker am Körper entlang herab hängen.

■ Atmen Sie nun durch die Nase tief in den Bauch hinein ein.

■ Atmen Sie auf „f" durch den Mund aus und ziehen Sie dabei das Schambein in Richtung Nabel.

■ Führen Sie diese Atemübung 7-mal aus.

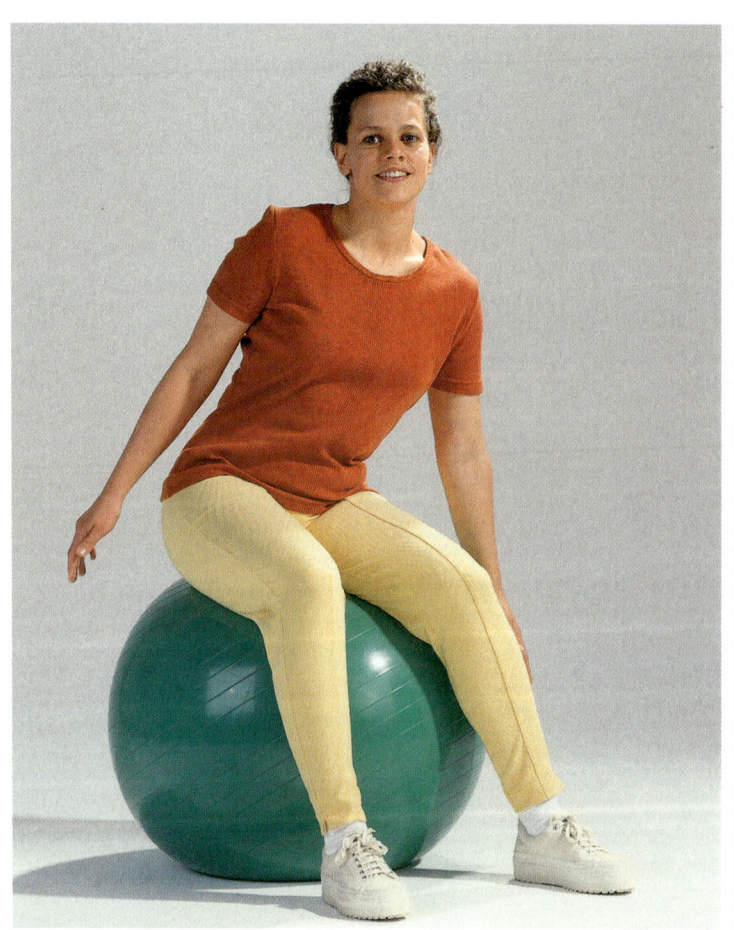

Abb. 18

Übung 4

■ Nehmen Sie die Sitzstellung auf dem Gymnastikball ein und stützen Sie sich mit beiden Händen in der Taille ab.

■ Rollen Sie mit dem Gesäß auf dem Gymnastikball im Wechsel 10-mal nach rechts und nach links (Abb. 19).

■ Legen Sie eine Hand zwischen den Beinen und eine hinter dem Gesäß auf dem Gymnastikball ab (Abb. 20).

■ Atmen Sie nun tief durch die Nase in den Bauch hinein, gehen Sie dabei leicht ins Hohlkreuz und spannen Sie beim Ausatmen den Beckenboden an (Harnröhre und Scheide wie in einen Trichter hineinziehen), während Sie mit der vorderen Hand auf den Gymnastikball Druck ausüben.

■ Führen Sie diese Atemübung 7-mal aus.

■ Führen Sie dann die gleiche Übung 7-mal nach hinten aus, wobei Sie sich mit der hinteren Hand abstützen.

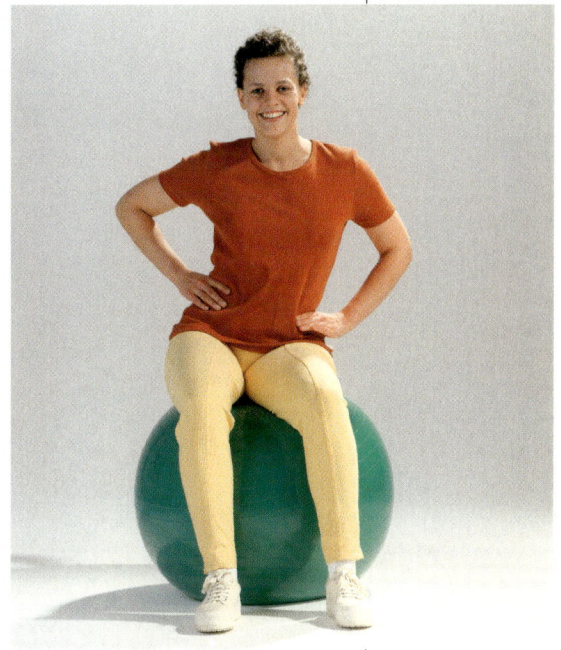

Abb. 19

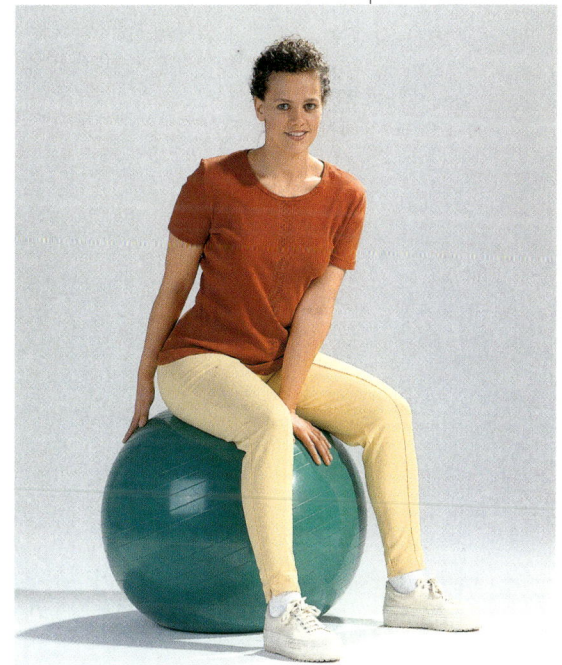

Abb. 20

Übung 5

■ Legen Sie sich mit dem Bauch auf den Gymnastikball, stützen Sie sich mit den Händen vorne auf den Boden auf und rollen Sie den Ball unter Ihre Unterschenkel (Abb. 21).

■ Atmen Sie im gewohnten Rhythmus weiter und wippen Sie dabei mit Ihren Unterschenkeln 10-mal auf dem Ball auf und ab.

■ Führen Sie anschließend je 10 Rollbewegungen nach vorne und nach hinten sowie 10 nach links und nach rechts aus.

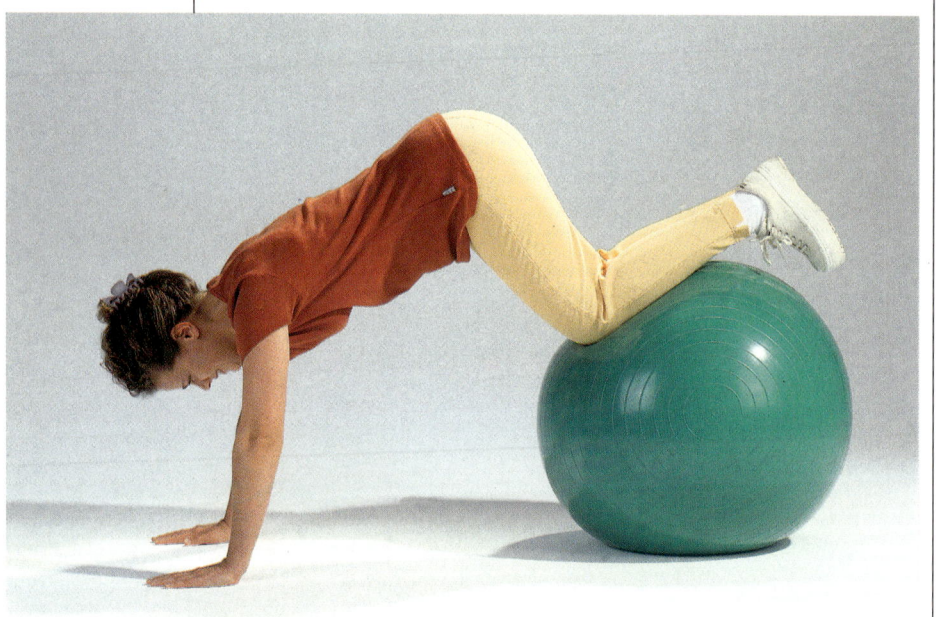

Abb. 21

Hockergymnastik auf einem Therapiekissen

Verstärkte Beckendurchblutung und intensive Wahrnehmung des Beckenbodens

Übung 1

■ Legen Sie das Therapiekissen auf einen Hocker und nehmen Sie darauf eine aufrechte Sitzhaltung ein, wobei die Beine hüftbreit aufgestellt sind (Abb. 22).
■ Kippen Sie etwa 10-mal Ihr Becken und richten Sie es wieder auf. Dabei werden Sie im Beckenbodenbereich die angenehm massierende Wirkung des Therapiekissens empfinden.
■ Verlagern Sie nun – nach einer kurzen Pause – 10-mal Ihr Körpergewicht zur linken und zur rechten Seite (Abb. 23).
■ Pausieren Sie wieder kurz und kreisen Sie dann erneut 10-mal mit dem Becken nach links und anschließend nach rechts.

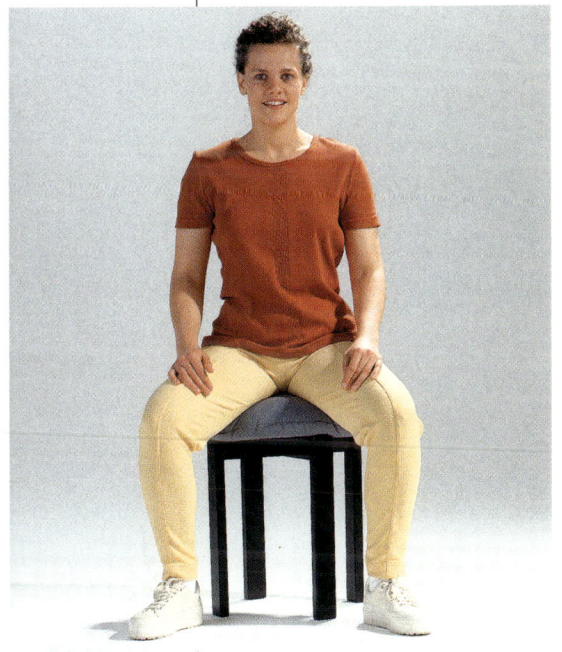

Abb. 22

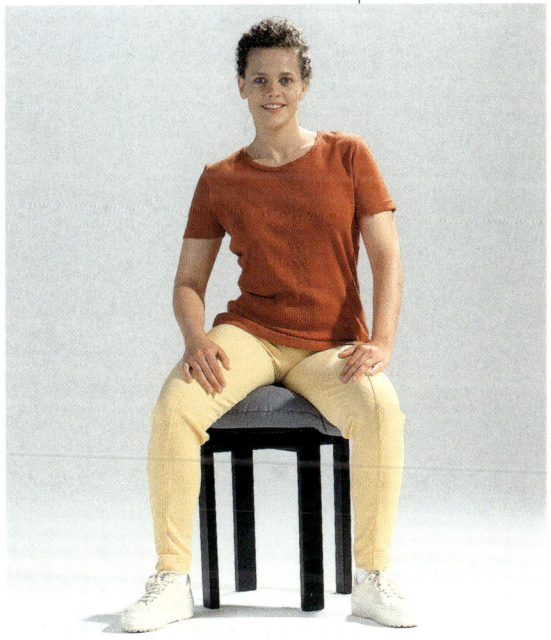

Abb. 23

Übung 2

- Nehmen Sie wieder wie zuvor auf dem Therapiekissen die aufrechte Sitzhaltung ein.
- Legen Sie eine Hand auf den Bauch und eine Hand auf den Rücken.
- Atmen Sie tief durch die Nase ein und gehen Sie dabei leicht ins Hohlkreuz (Abb. 24). Atmen Sie durch den leicht geöffneten Mund auf „f" aus und ziehen Sie dabei das Schambein in Richtung Nabel (Abb. 25).
- Führen Sie diese Übung 5-mal aus.

Übung 3

- Nehmen Sie wieder die aufrechte Sitzhaltung auf dem Therapiekissen ein.
- Atmen Sie tief in den Bauch hinein und spannen Sie während des Ausatmens durch den leicht geöffneten Mund das Gesäß und den Beckenboden an. Drücken Sie dabei gleichzeitig beide Fußballen fest auf den Boden.
- Führen Sie diese Übung 5-mal aus.

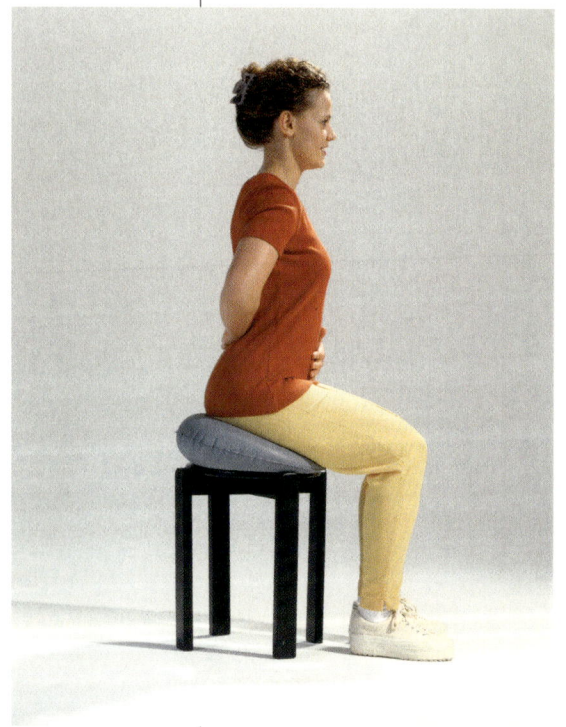

Abb. 24

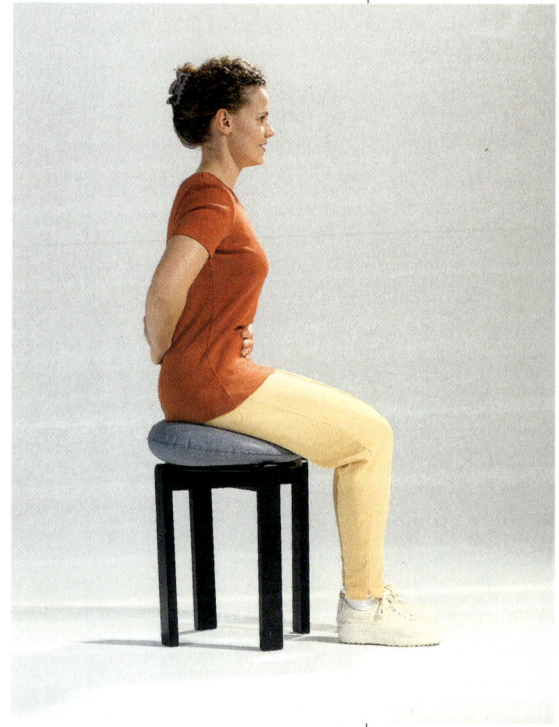

Abb. 25

Übung 4

■ Nehmen Sie wieder die aufrechte Sitzhaltung auf dem Therapiekissen ein.

■ Atmen Sie tief durch die Nase ein und führen Sie dabei die Knie und Oberschenkel nach außen; die Fersen bleiben dabei stehen (Abb. 26).

■ Atmen Sie nun durch den leicht geöffneten Mund wieder aus.
Spannen Sie dabei Gesäß und Beckenboden fest an, während Sie die Knie und Oberschenkel wieder zusammenführen (Abb. 27).

■ Führen Sie die Übung 5-mal aus.

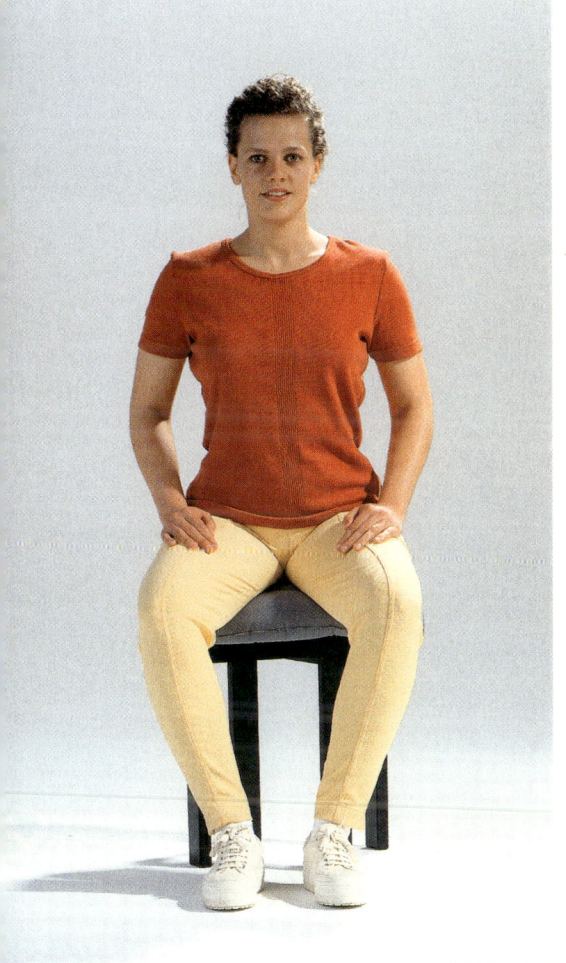

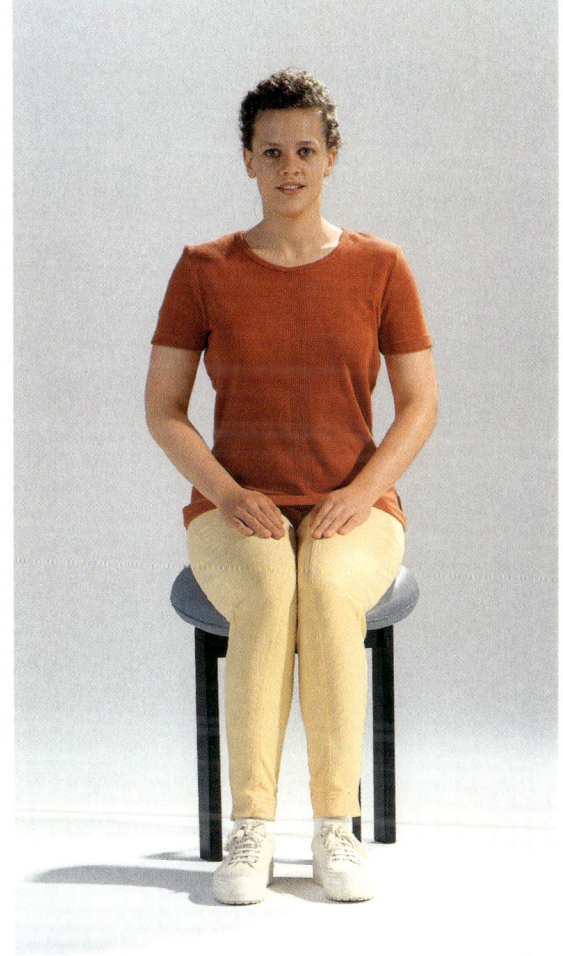

Abb. 26　　　　　　　　　　　　Abb. 27

Übung 5

■ Nehmen Sie wieder die aufrechte Sitzposition auf dem Therapiekissen ein.

■ Atmen Sie tief durch die Nase ein und heben Sie dabei den rechten Fuß vom Boden ab (Abb. 28).

■ Atmen Sie nun durch den leicht geöffneten Mund wieder aus, spannen Sie dabei das Gesäß und den Beckenboden an und stellen Sie den angehobenen Fuß wieder auf dem Boden ab.

■ Führen Sie diese Übung auf jeder Seite 3-mal aus.

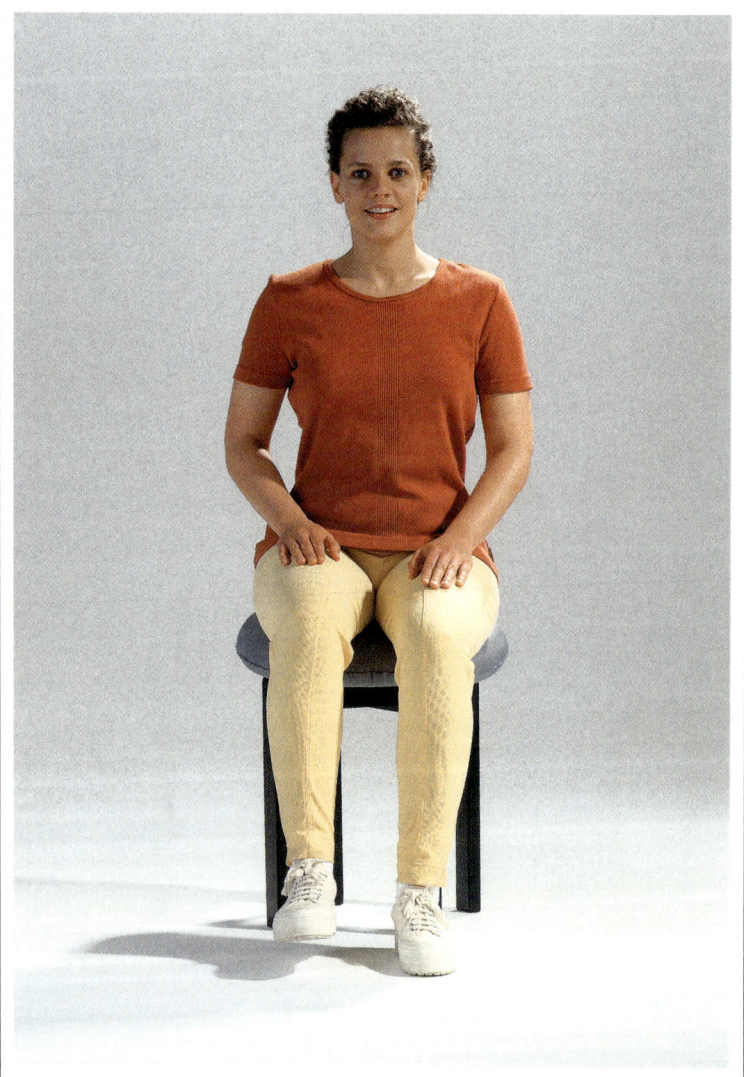

Abb. 28

Training in Rückenlage

Kräftigung der Beckenboden-, Gesäß- und Beinmuskulatur

Übung 1

■ Nehmen Sie die Rückenlage ein und legen Sie die Arme entspannt am Körper entlang ab.

■ Legen Sie das rechte Bein gestreckt über das linke.

■ Atmen Sie nun tief durch die Nase in den Bauch hinein und spannen Sie beim Ausatmen Gesäß- und Beckenboden an, indem Sie wieder Scheide, Harnröhre und After nach innen hochziehen, und gleichzeitig die Außenkanten Ihrer überkreuzten Füße aneinander drücken (Abb. 29),

■ Wiederholen Sie diese Übung 5-mal.

■ Führen Sie dann die gleiche Übung mit dem linken Bein aus.

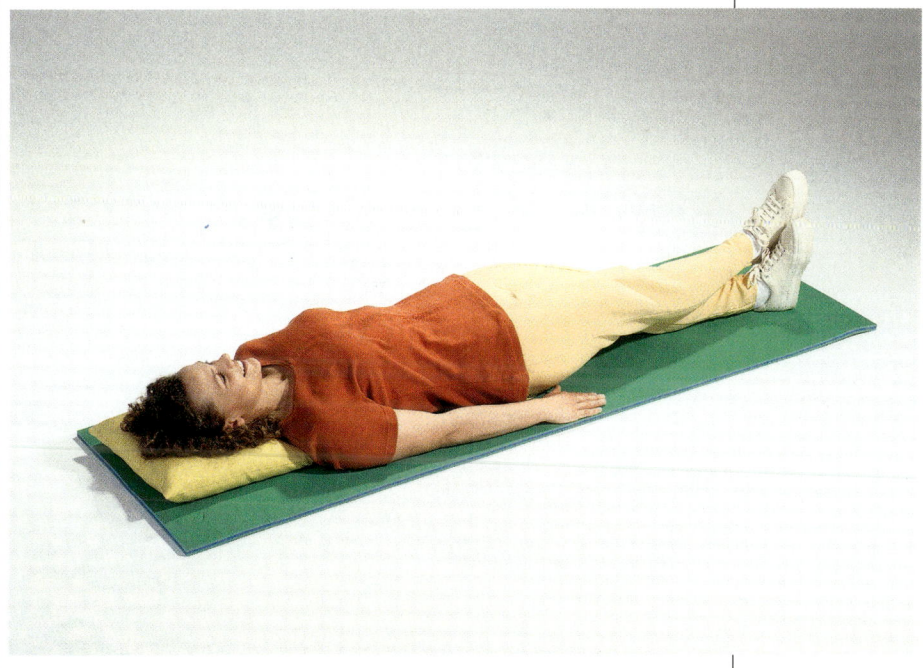

Abb. 29

Übung 2

■ Nehmen Sie wie zuvor die Rückenlage ein, jedoch liegen die Beine leicht gegrätscht auseinander.

■ Spannen Sie Gesäß und Beckenboden an und atmen Sie im gewohnten Rhythmus weiter. Drehen Sie beide Beine gestreckt zueinander (Abb. 30), halten Sie kurz die Spannung, drehen Sie dann beide Beine unter Spannung nach außen (Abb. 31) und letztlich zur Mitte.

Lösen Sie nun die Spannung wieder.

■ Führen Sie diese Übung insgesamt 5-mal aus.

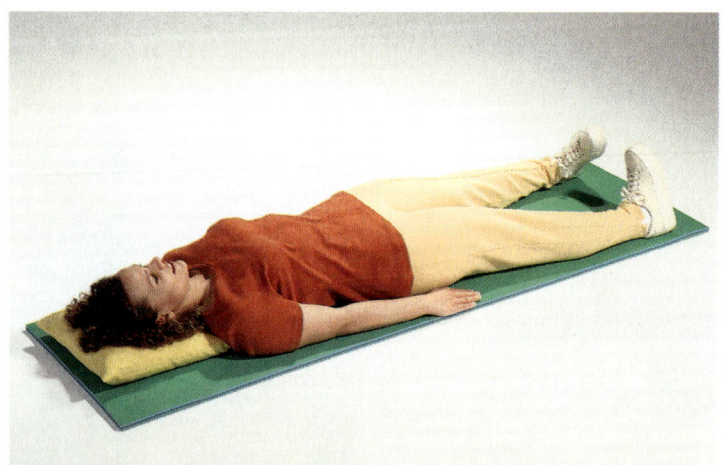

Abb. 30

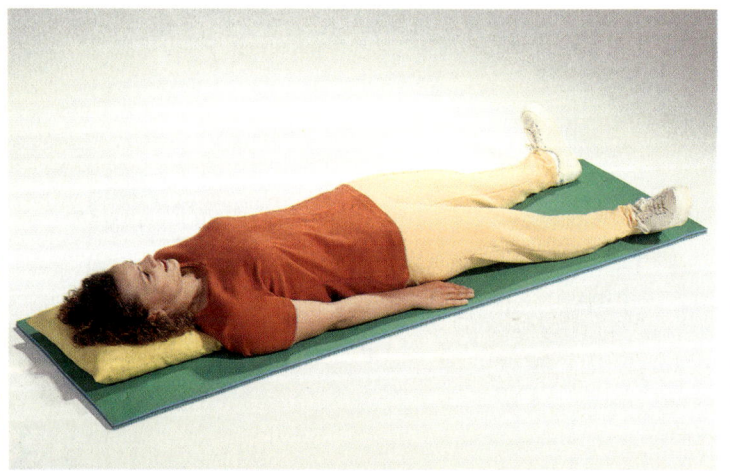

Abb. 31

Übung 3

■ Nehmen Sie wie zuvor die Rückenlage ein. Die Beine liegen gestreckt nebeneinander (Abb. 32).

■ Atmen Sie tief durch die Nase ein und bewegen Sie dabei beide Beine gestreckt nach außen (Abb. 33).

■ Während Sie durch den leicht geöffneten Mund ausatmen, führen Sie die Beine gestreckt und unter Anspannung des Gesäßes und der Beckenbodenmuskulatur wieder zusammen und zueinander.

■ Führen Sie diese Übung insgesamt 5-mal aus.

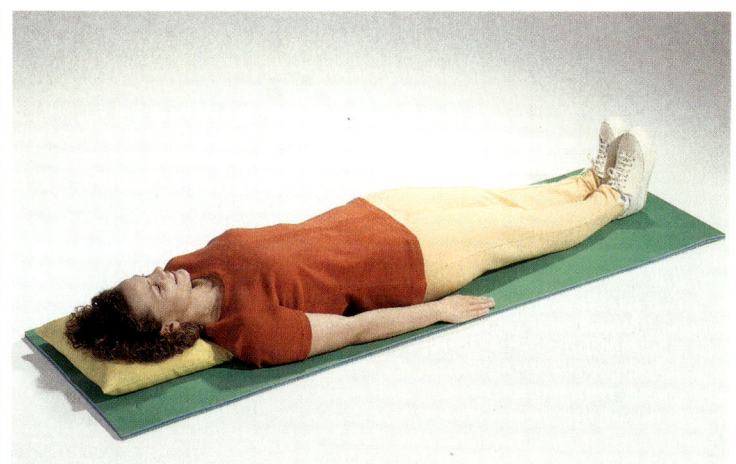

Abb. 32

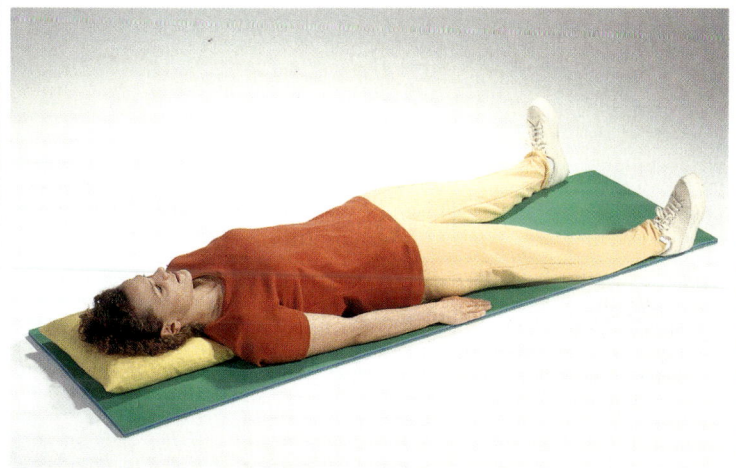

Abb. 33

47

Übung 4

■ Nehmen Sie wie zuvor die Rückenlage ein. Die Beine liegen leicht gegrätscht auseinander.

■ Atmen Sie tief durch die Nase ein.

■ Während Sie durch den leicht geöffneten Mund ausatmen, spannen Sie Gesäß und Beckenboden an und ziehen Sie das linke Bein gestreckt in die Hüfte hinein (Abb. 34).

■ Führen Sie die Übung je 5-mal mit dem rechten und dem linken Bein aus.

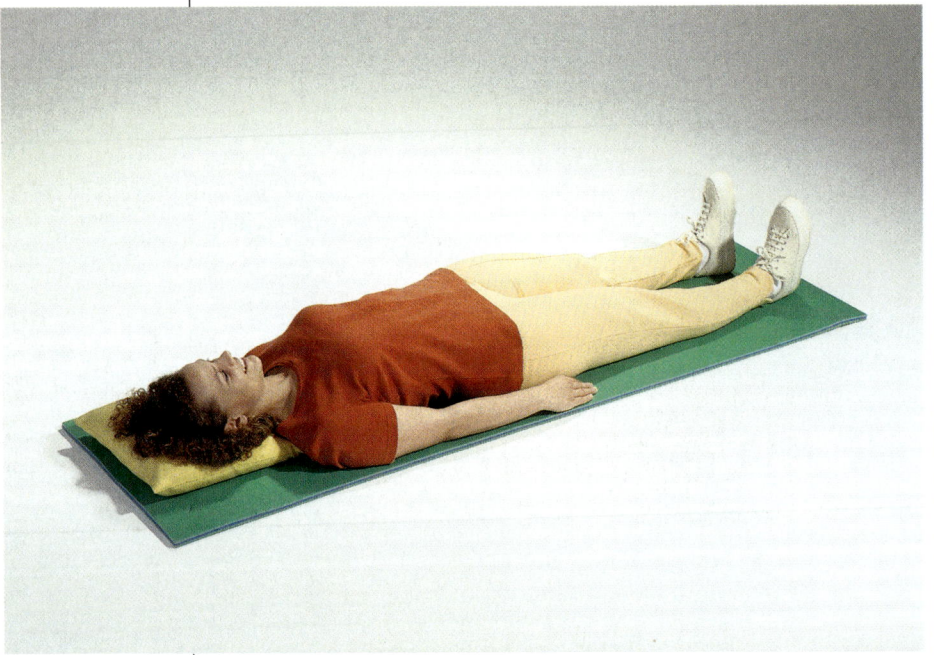

Abb. 34

Übung 5

▪ Nehmen Sie die Rückenlage ein und stellen Sie beide Füße gegrätscht auf der Unterlage ab. Die Arme liegen entspannt neben dem Körper.

▪ Atmen Sie tief durch die Nase in den Bauch hinein.

▪ Während Sie tief durch den leicht geöffneten Mund ausatmen, spannen Sie das Gesäß und die Beckenbodenmuskulatur an und heben Sie dabei den rechten Fuß von der Unterlage ab, während Sie mit dem linken Fußballen verstärkt auf die Unterlage drücken (Abb. 35).

▪ Führen Sie die Übung je 5-mal mit dem linken und rechten Bein aus.

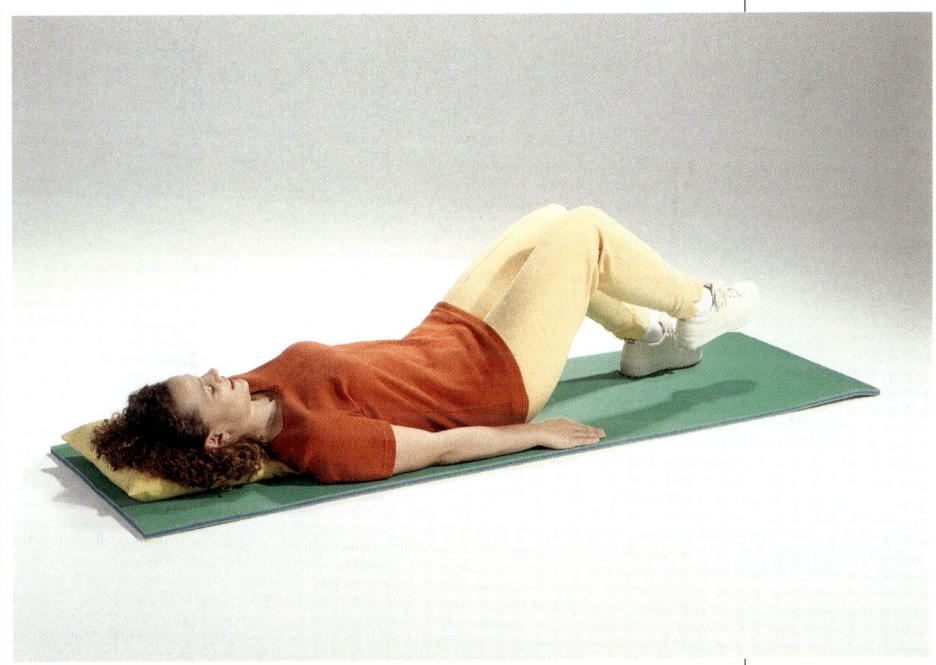

Abb. 35

Unterstützende Entspannungstechniken

Förderung der Durchblutung und Herstellung des inneren Gleichgewichts

Suchen Sie zuvor noch einmal die Toilette auf und sorgen Sie dafür, dass Sie die nachfolgenden 5 Übungen in aller Ruhe und ohne Störungen ausführen können (Telefon und Türklingel abschalten, Rücksichtnahme von Familienmitgliedern erbitten usw.)
Schaffen Sie sich eine wohlige Atmosphäre (gut durchlüfteter Raum, leise Musik, warme Kleidung) und konzentrieren Sie sich nun ganz intensiv auf Ihre Gymnastik!

Übung 1

Feldenkrais-Uhr in Rückenlage

■ Nehmen Sie die Rückenlage ein und legen Sie ein flaches Kissen unter den Kopf.
■ Stellen Sie beide Füße auf der Unterlage ab, wobei die Fußspitzen leicht nach außen zeigen (Abb. 36).
■ Legen Sie die Arme entspannt am Körper entlang ab.
■ Schließen Sie die Augen und lassen Sie Ruhe einkehren.
■ Stellen Sie sich nun unter Ihrem Kreuzbein ein Zifferblatt vor, auf dem die Zahlen 12 in

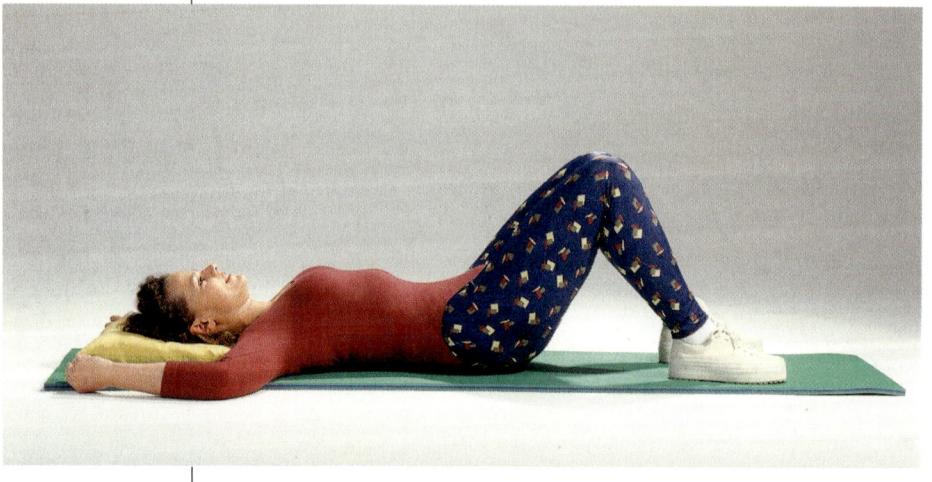

Abb. 36

Richtung Becken, 6 in Richtung Steißbein, 3 zur linken und 9 zur rechten Gesäßhälfte zeigen.

■ Atmen Sie im gewohnten Rhythmus weiter.

■ Bewegen Sie nun auf der Unterlage das Kreuzbein zwischen den Zahlen 6 und 12 langsam, immer den Kontakt zur Unterlage spürend, 20-mal hin und her *(Das Becken wird hierbei kaum sichtbar aufgerichtet und gekippt)*.

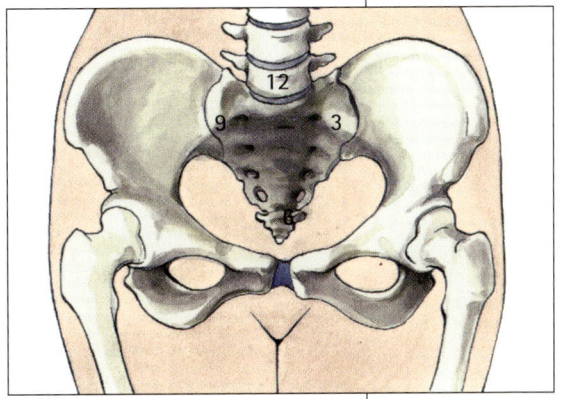

■ Nun bewegen Sie das Kreuzbein zwischen den Zahlen 3 und 9 langsam, immer den Kontakt zur Unterlage haltend, 20-mal seitlich hin und her.

■ Beschreiben Sie dann auf der Unterlage mit dem Kreuzbein von der Zahl 12 ausgehend über die Zahlen 3, 6 und 9, immer den Kontakt zur Unterlage haltend, 20-mal einen Kreis.

■ Führen Sie anschließend die gleiche Übung, jedoch in entgegengesetzter Richtung, erneut 20-mal aus.

■ Pausieren Sie nun einen kurzen Moment, bis Sie ein leichtes und angenehmes Wärmegefühl im Kreuzbeinbereich wahrnehmen.

Übung 2

Spannungsübung in Bauchlage

■ Nehmen Sie auf einer festen Unterlage die Bauchlage ein und legen Sie Ihre Stirn auf den übereinander liegenden Händen ab. Grätschen Sie leicht Ihre gestreckten Beine, wobei die Fußrücken auf der Unterlage aufliegen.

■ Schließen Sie die Augen und lassen Sie Ruhe einkehren.

■ Gehen Sie leicht ins Hohlkreuz und atmen Sie tief durch die Nase ein (Abb. 37).

■ Beim Ausatmen durch den leicht geöffneten Mund bewegen Sie das Schambein in Richtung Nabel und drücken es dabei gegen die Unterlage (Abb. 38).

■ Führen Sie die Übung 7-mal aus.

Bei starkem Hohlkreuz sollten Sie zum Ausgleich ein kleines Kissen (Lendenkissen) unter den Bauch legen!

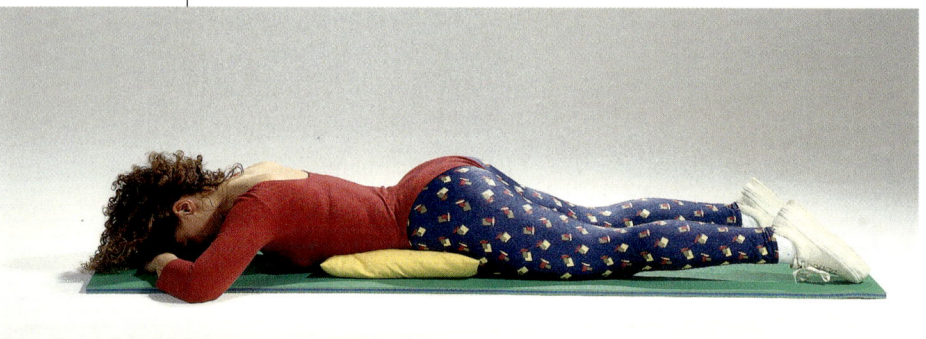

Abb. 37

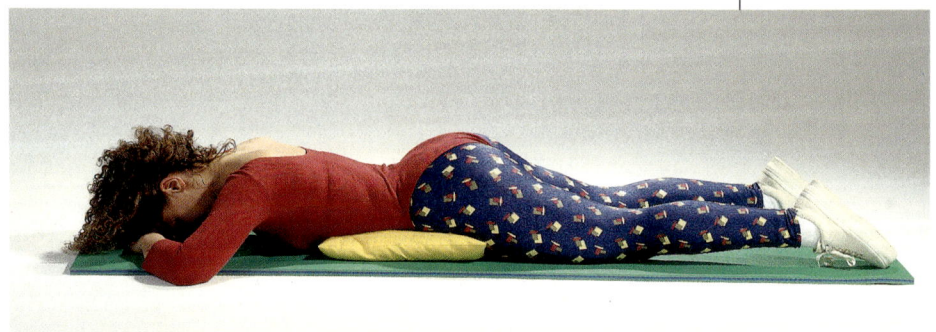

Abb. 38

Übung 3

Atem-Roll-Übung
in Rückenlage

■ Nehmen Sie die Rückenlage ein und stellen Sie beide Füße gegrätscht auf der Unterlage ab. Die Arme liegen entspannt neben dem Körper.

■ Umfassen Sie mit den Händen Ihre beiden angezogenen Knie (Abb. 39).

■ Schließen Sie die Augen und lassen Sie Ruhe einkehren.

■ Atmen Sie nun tief durch die Nase ein und während Sie durch den leicht geöffneten Mund ausatmen, rollen Sie sich en bloc auf die rechte Seite (Abb. 40).

■ Atmen Sie nun wieder tief durch die Nase ein und während Sie durch den leicht geöffneten Mund ausatmen, rollen Sie sich en bloc auf die linke Seite.

■ Führen Sie diese Übung insgesamt 7-mal aus.

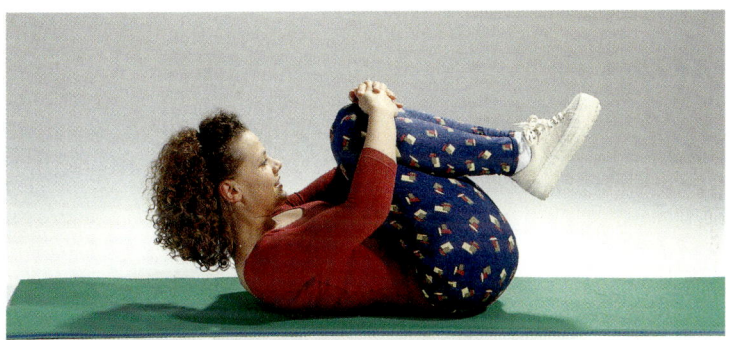

Abb. 39

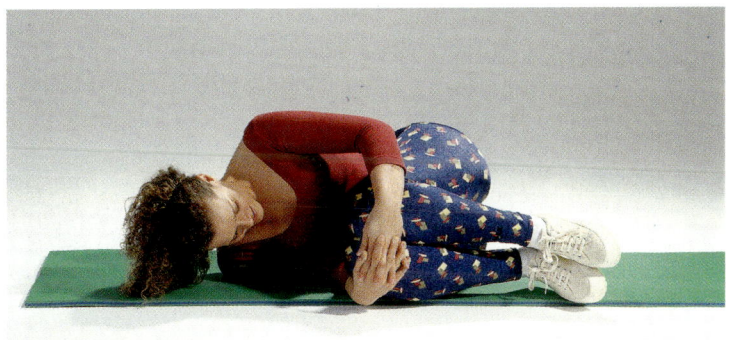

Abb. 40

Übung 4

Atem- und Wipp-Übung im Schneidersitz

◼ Nehmen Sie den Schneidersitz auf einer festen Unterlage ein und legen Sie die Hände entspannt auf den Oberschenkeln ab.

◼ Schließen Sie die Augen und lassen Sie Ruhe einkehren.

◼ Gehen Sie nun leicht ins Hohlkreuz und atmen Sie dabei tief durch die Nase ein (Abb. 41).

◼ Atmen Sie jetzt durch den leicht geöffneten Mund auf „f" aus und ziehen Sie dabei Ihr Schambein in Richtung Nabel (Abb. 42).

◼ Führen Sie diese Atemübung insgesamt 7-mal aus.

◼ Stellen Sie nun in der Schneidersitz-Haltung Ihre Fußsohlen gegeneinander und umfassen Sie diese von außen.

◼ Richten Sie Ihr Becken auf und strecken Sie Ihren Oberkörper durch.

◼ Verlagern Sie jetzt Ihr Körpergewicht von der einen Pobacke zur anderen (seitliches Schaukeln) und wippen Sie auf diese Weise etwa 10-mal hin und her (Abb. 43).

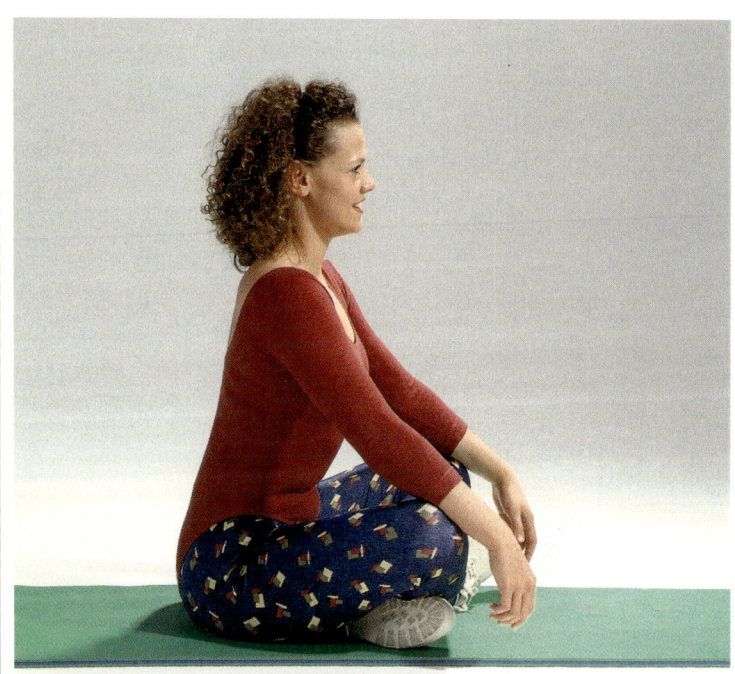

Abb. 41

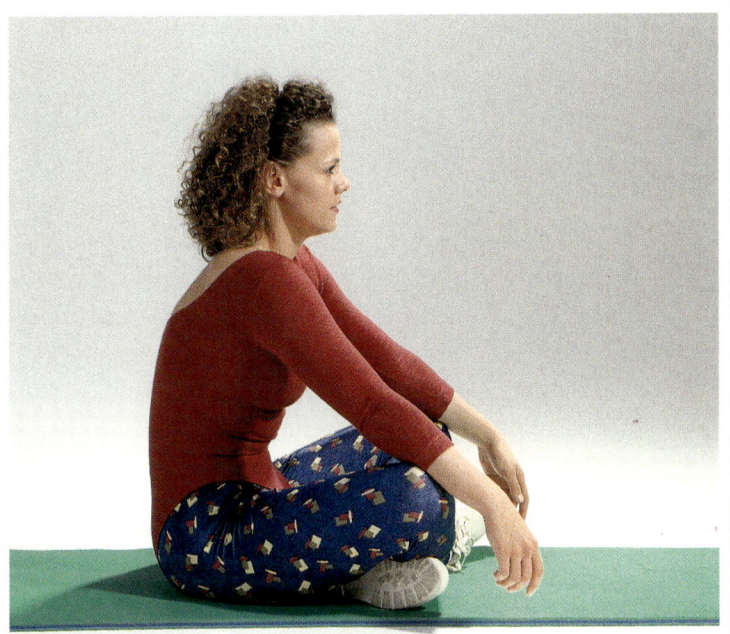

Abb. 42

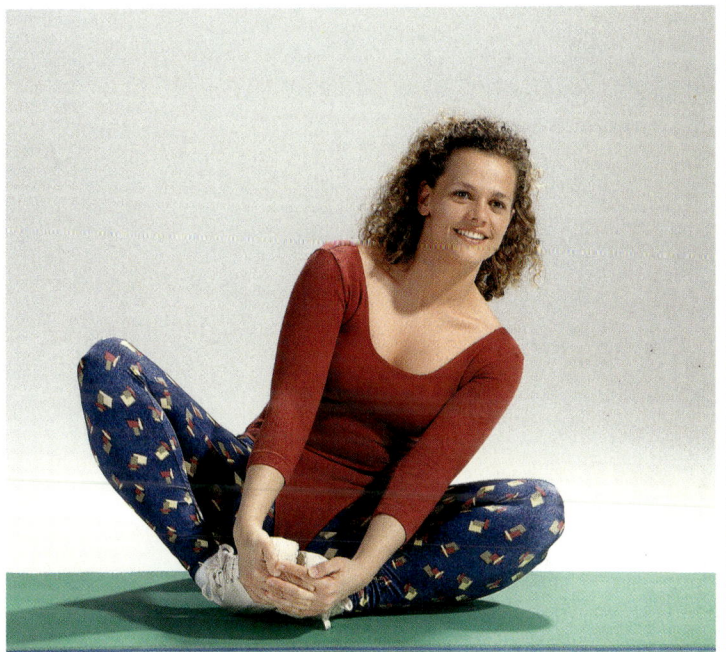

Abb. 43

Übung 5

Progressive Muskelentspannung – von der Anspannung zur Entspannung

■ Nehmen Sie die Rückenlage ein. Legen Sie ein kleines Kissen unter den Kopf, ein Keilkissen oder eine mehrfach gefaltete Decke unter das Becken und eine Rolle unter die Kniekehlen.

■ Schließen Sie die Augen und lassen Sie Ruhe einkehren (Abb. 44).

■ Konzentrieren Sie sich nun auf die jeweilige Muskelgruppe bei der An- und Entspannung.

■ Versuchen Sie, während der nachfolgenden Übungsausführungen die unterschiedlichen Wirkungsweisen der Muskelgruppen zu empfinden.

■ Ballen Sie die rechte Hand fest zur Faust und drücken Sie dabei Ober-und Unterarm auf die Unterlage.

■ Halten Sie die Spannung 5–7 Sekunden, wiederholen Sie diese Anspannungsübung 4-mal und führen Sie sie dann mit dem linken Arm aus.

■ Ziehen Sie nun den rechten **Fuß** (nicht das Bein!) hoch, während Sie dabei den rechten Unter- und Oberschenkel auf die Unterlage drücken.

■ Halten Sie die Spannung 5–7 Sekunden lang, wiederholen Sie diese Anspannungsübung insgesamt 4-mal und führen Sie sie dann mit dem linken Bein aus.

■ Spannen Sie jetzt das **Gesäß** und den **Beckenboden** (Scheide, Harnröhre und After nach innen hochziehen) gleichzeitig an.

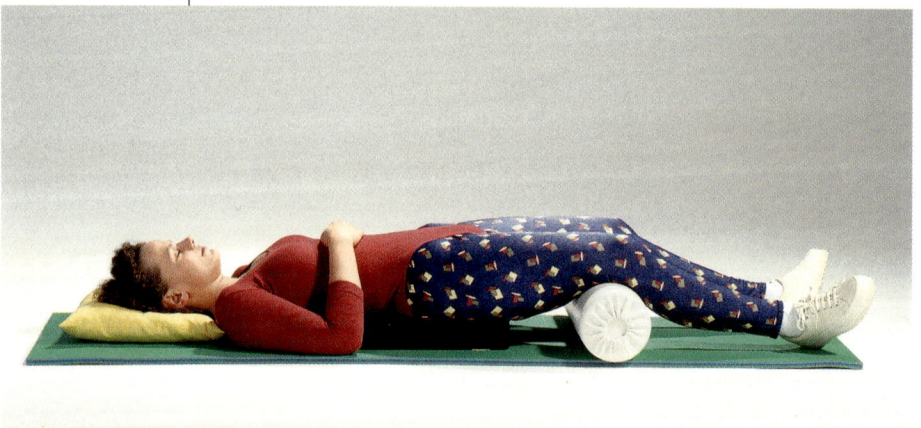

Abb. 44

■ Drücken Sie dabei Ihre Lendenwirbelsäule auf die Unterlage und ziehen Sie die Schulterblätter zur Wirbelsäule hin.

■ Halten Sie die Spannung 5–7 Sekunden und wiederholen Sie die Übung 4-mal.

■ Ziehen Sie die **Augenbrauen** zusammen (grimmiges Gesicht), rümpfen Sie die **Nase,** pressen Sie die **Lippen** aufeinander, machen Sie ein **Doppelkinn** und drücken Sie den **Hinterkopf** leicht auf die Unterlage.

■ Halten Sie die Spannung 5–7 Sekunden und wiederholen Sie die Übung 4-mal.

■ Bauen Sie nun eine Gesamtkörperspannung auf, indem Sie sämtliche Teilübungen von den Füßen bis zum Kopf aneinanderreihen, und führen Sie diese große Übungsfolge insgesamt 2-mal aus.

■ Genießen Sie jetzt das Ausklingen der körperlichen **Anspannung,** indem Sie sich langsam in die nun folgende **Entspannungsphase** hinübergleiten lassen.

Verbinden Sie die Entspannungsphase mit angenehmen Erinnerungen wie beispielsweise idyllischen Urlaubseindrücken.

■ Nach der etwa 10-minütigen oder längeren Entspannungsphase öffnen Sie die Augen und atmen Sie tief ein. Ballen Sie die Hände zur Faust.

Strecken und rekeln Sie sich und schließen Sie damit die Übungsfolge ab.

Training in Seitlage

Verbesserte Durchblutung und Kräftigung der Beckenboden-muskulatur

Ausgangsstellung Seitlage:

▪ Nehmen Sie die Seitlage ein und legen Sie ein Kissen unter den Kopf.

▪ Beugen Sie beide Beine etwas an.

▪ Legen Sie den Arm beziehungsweise die Hand der aufliegenden Körperseite unter den Kopf und winkeln Sie dabei den Ellenbogen leicht an.

▪ Legen Sie den Arm der nicht aufliegenden Körperseite auf dem Rumpf ab.

Übung 1

▪ Nehmen Sie die Ausgangs-stellung ein.

▪ Atmen Sie tief durch die Nase ein und gehen Sie dabei leicht ins Hohlkreuz (Abb. 45).

▪ Atmen Sie nun bei leicht geöffnetem Mund auf „f" aus und ziehen Sie dabei das Schambein in Richtung Nabel (Abb. 46).

▪ Führen Sie diese Übung insgesamt 5-mal aus.

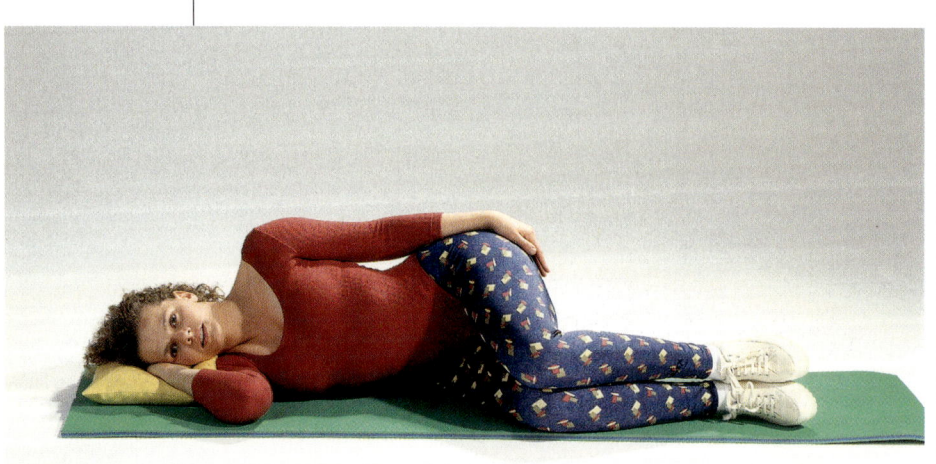

Abb. 45

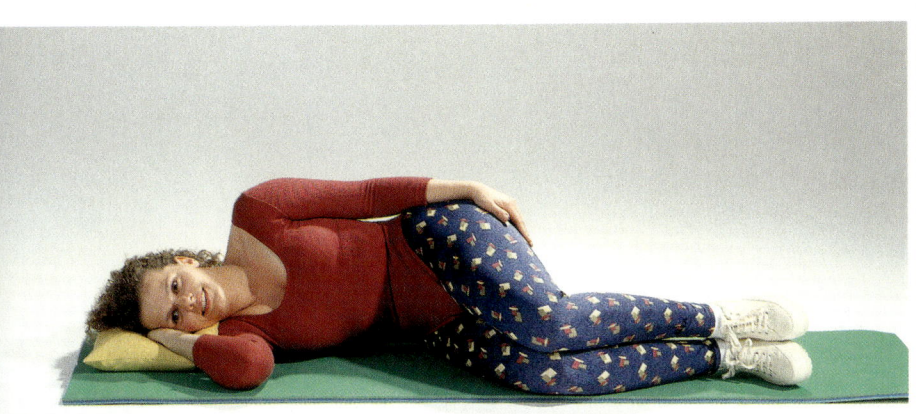

Abb. 46

Übung 2

■ Nehmen Sie die Ausgangsstellung ein.

■ Atmen Sie tief durch die Nase und heben Sie dabei das oben aufliegende Knie von dem unteren Bein ab, während die Füße aufeinander liegen bleiben (Abb. 47).

■ Führen Sie beim Ausatmen das Knie wieder in die Ausgangsstellung zurück und spannen Sie dabei den Beckenboden an, indem Sie in gewohnter Weise Scheide, Harnröhre und After nach innen hochziehen.

■ Führen Sie diese Übung insgesamt 5-mal aus.

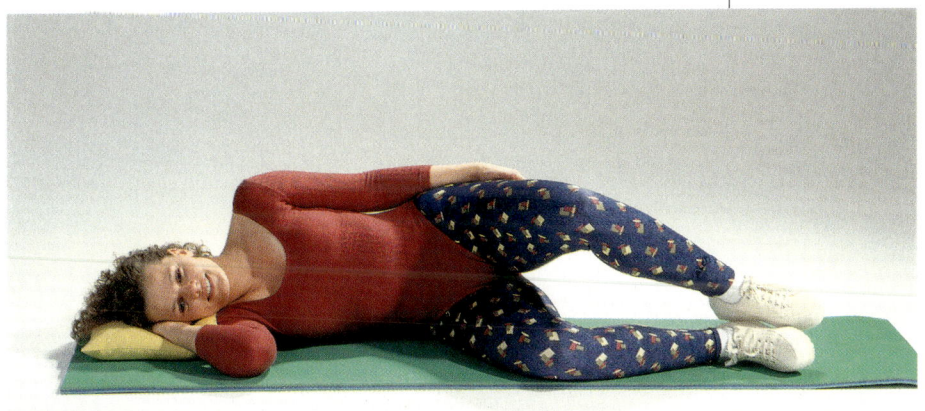

Abb. 47

Übung 3

■ Nehmen Sie die Ausgangsstellung ein, jedoch legen Sie das obere Bein gestreckt ab (Abb. 48).

■ Atmen Sie tief durch die Nase ein und heben Sie dabei das oben aufliegende gestreckte Bein von dem unteren ab (Abb. 49).

■ Führen Sie beim Ausatmen das angehobene Bein wieder in die Ausgangsstellung zurück und spannen Sie dabei den Beckenboden an.

■ Führen Sie diese Übung insgesamt 5-mal aus.

Übung 4

■ Nehmen Sie die Ausgangsstellung ein.

■ Atmen Sie tief durch die Nase ein und heben Sie dabei das oben aufliegende, angewinkelte Bein mit angezogener Fußspitze von dem unteren ab (Abb. 50).

■ Führen Sie beim Ausatmen das angehobene Bein wieder in die Ausgangsstellung zurück und spannen Sie dabei in gewohnter Weise den Beckenboden an.

■ Führen Sie diese Übung insgesamt 5-mal aus.

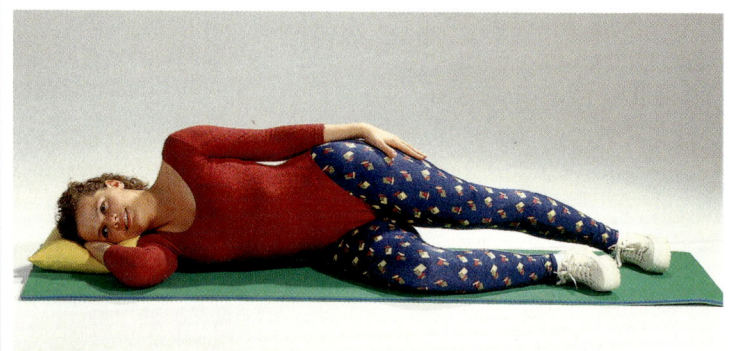

Abb. 48

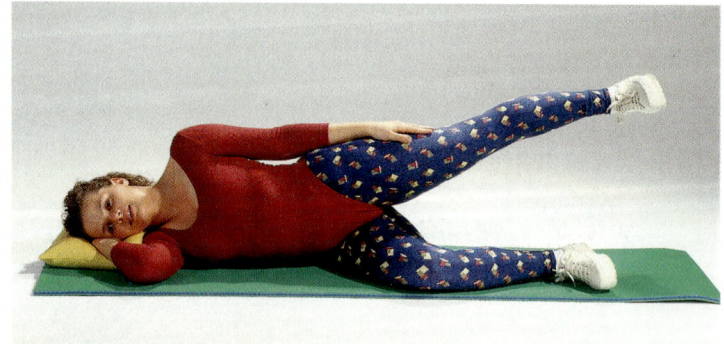

Abb. 49

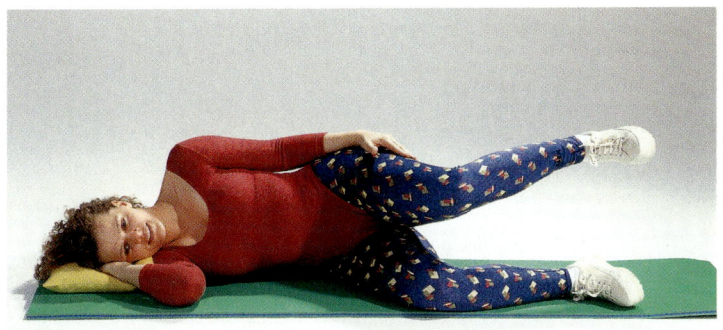

Abb. 50

Übung 5

■ Nehmen Sie die rechte
Seitlage ein.
Stützen Sie den Körper dabei
mit Ihrem rechten Unterarm
ab.
■ Winkeln Sie die Beine leicht
an, sodass der Rumpf mit
den Fersen eine gerade Linie
bildet.
■ Legen Sie den linken Arm
am Körper entlang ab
(Abb. 51).

■ Atmen Sie tief durch die
Nase ein und gehen Sie dabei
leicht ins Hohlkreuz.
■ Atmen Sie bei leicht geöffnetem Mund auf „f" aus und
ziehen Sie dabei das Schambein in Richtung Nabel.
■ Führen Sie diese Übung
insgesamt 5-mal aus.

Bei vorhandener Kondition
empfiehlt es sich, sämtliche
Übungen auch auf der anderen Körperseite auszuführen.

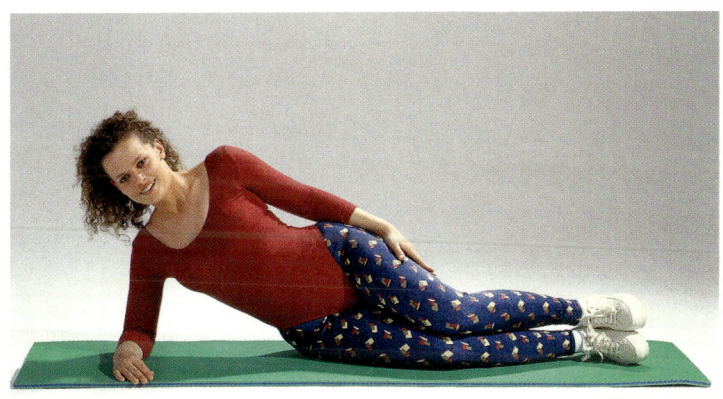

Abb. 51

Beckenbodentraining im Sitzen für zwischendurch

Kräftigung der Bauch-, Gesäß-, und Beinmuskulatur, Training des vorderen und hinteren Anteils des Beckenbodens

Übung 1

■ Nehmen Sie mit geradem Rücken die Sitzhaltung auf dem vorderen Teil eines Hockers ein. Die Füße sollen dabei hüftbreit aufgestellt sein und die Hände liegen locker auf den Oberschenkeln auf.

■ Verlagern Sie nun Ihren gerade gehaltenen Oberkörper soweit nach vorne, bis Sie das Gewicht über der Scheidenöffnung spüren (Abb. 52).

■ Atmen Sie tief durch die Nase ein und ziehen Sie während der **Ausatmung** die **Harnröhre** und **Scheide** nach innen hoch.

■ Führen Sie diese Übung insgesamt 5-mal aus.

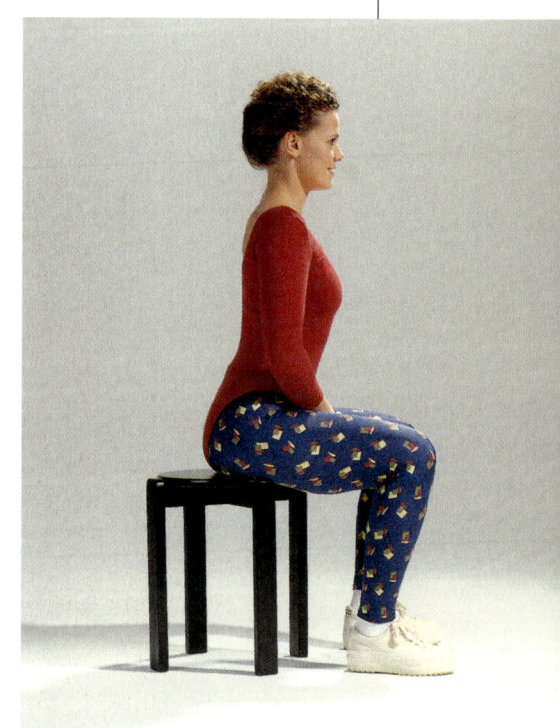

Abb. 52

Übung 2

■ Nehmen Sie mit rundem Rücken die Sitzhaltung auf dem hinteren Teil eines Hockers ein. Die Füße stehen dabei wieder hüftbreit auf dem Boden und die Hände liegen locker auf den Oberschenkeln auf.

■ Verlagern Sie nun Ihren zu-sammengesunkenen Ober-körper soweit nach hinten, bis Sie den After spüren (Abb. 53).

■ Atmen Sie tief durch die Nase ein und ziehen Sie wäh-rend der **Ausatmung** den **After** nach innen hoch.

■ Führen Sie diese Übung insgesamt 5-mal aus.

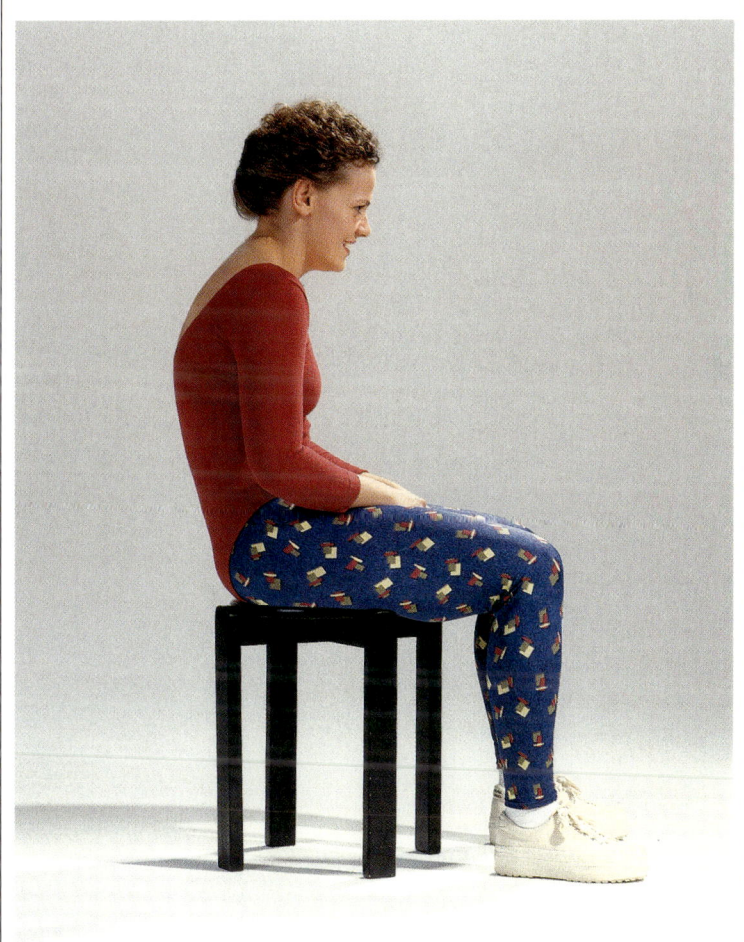

Abb. 53

Übung 3

■ Nehmen Sie mit geradem Rücken die Sitzhaltung in der Mitte eines Hockers ein. Die Füße stehen hüftbreit auseinander und die Hände liegen locker auf den Oberschenkeln auf.
Atmen Sie tief durch die Nase ein und ziehen Sie bei der **Ausatmung Scheide, Harn-** **röhre** und **After** nach innen hoch, während Sie das **Gesäß anspannen,** den **Bauch einziehen** und zusätzlich Ihre **Oberschenkel zusammenpressen** (Abb. 54).

■ Führen Sie diese Übung insgesamt 5-mal aus.

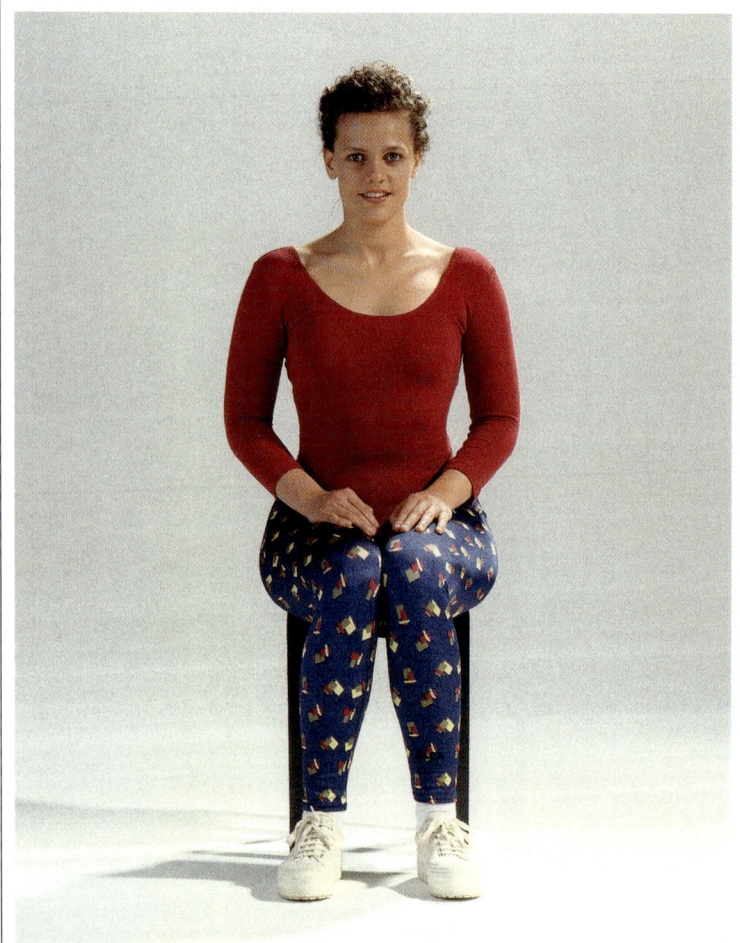

Abb. 54

Übung 4

▪ Nehmen Sie die gleiche Ausgangsstellung wie in Übung 3 ein, die rechte Hand liegt auf dem linken Oberschenkel.

▪ Atmen Sie tief durch die Nase ein.

▪ Beim Ausatmen heben Sie das linke Bein etwas an, spannen dabei Gesäß und Beckenboden an und drücken dabei gleichzeitig mit der rechten Hand auf den Oberschenkel, und zwar so stark, dass Sie die Spannung im Beckenboden gerade noch halten können (Abb. 55).

▪ Führen Sie nun die gleiche Übung mit der anderen Seite aus.

▪ Führen Sie die Übung 3-mal mit jeder Seite aus.

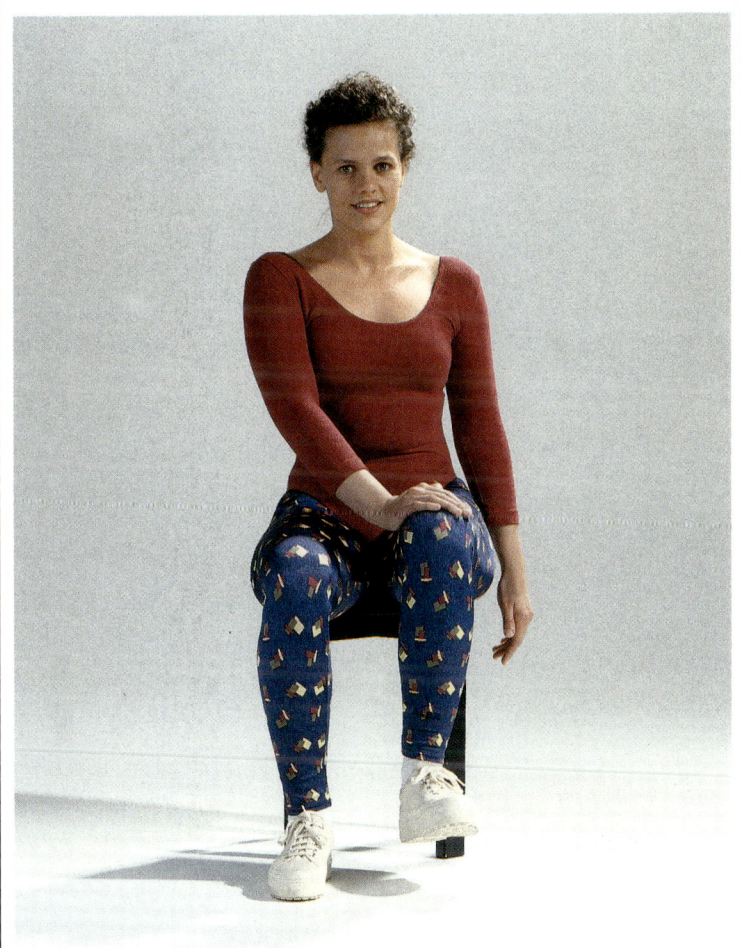

Abb. 55

Übung 5

■ Nehmen Sie mit geradem Rücken die Sitzhaltung auf einem Hocker ein und überkreuzen Sie die Füße Ihrer ausgestreckten Beine. Die Fußaußenkanten liegen dabei aufeinander.

■ Atmen Sie nun tief durch die Nase ein.

■ Beim Ausatmen spannen Sie das Gesäß an, ziehen den Bauch ein und gleichzeitig Scheide, Harnröhre und After nach innen hoch, während Sie die Beine zusammenpressen (Abb. 56).

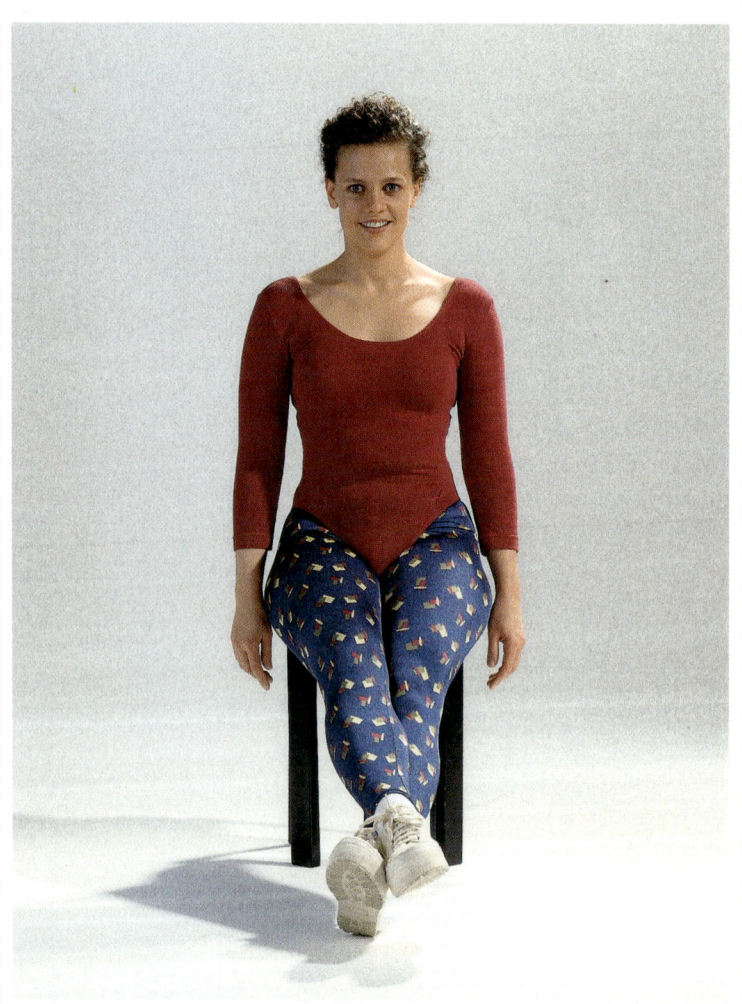

Abb. 56

Kräftigung der schrägen Bauchmuskulatur

Korrigierender Einfluss auf die Beckenbodenmuskulatur, Verbesserung der Statik

Ausgangsstellung Rückenlage:

■ Legen Sie ein kleines Kissen unter den Kopf und nehmen Sie auf festem Untergrund die Rückenlage ein.

■ Legen Sie die Hände auf den Schultern ab.
■ Stellen Sie die Beine hüftbreit auf (Abb. 57).

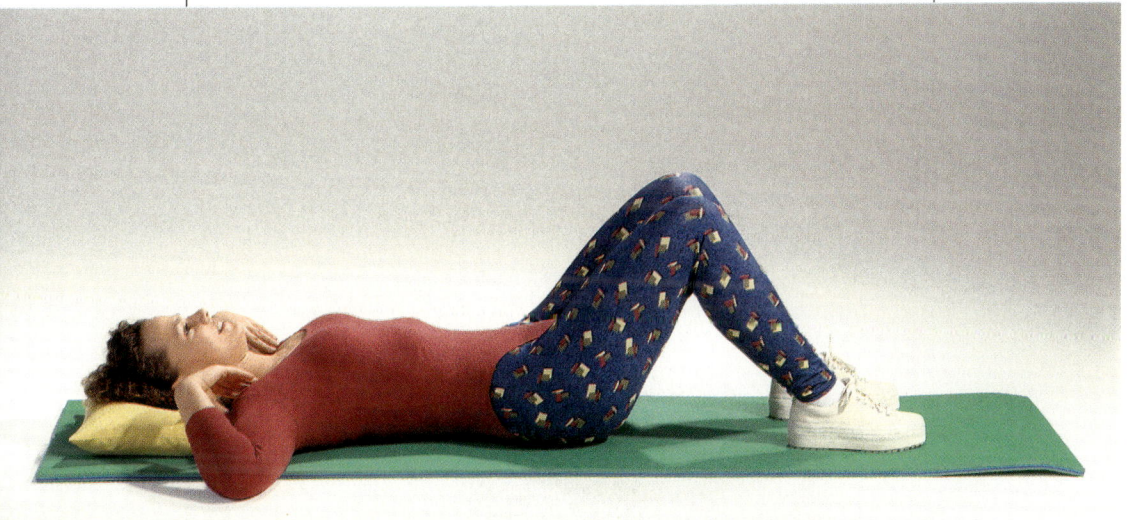

Abb. 57

Übung 1

■ Nehmen Sie die Ausgangsstellung Rückenlage ein.
■ Führen Sie 5-mal den linken Ellenbogen mit dem rechten Knie über der Bauchmitte
zusammen, wobei Sie den
Kopf von der Unterlage abheben (Abb. 58).
■ Führen Sie dann die gleiche
Übung 5-mal mit dem rechten
Ellenbogen zum linken Knie
aus.

Übung 2

■ Nehmen Sie wieder die
Ausgangsstellung Rückenlage
ein.
■ Führen Sie 5-mal den lin-
ken Ellenbogen zum rechten
Oberschenkel (Abb. 59).

■ Führen Sie dann die gleiche
Übung 5-mal mit dem rechten
Ellenbogen zum linken Ober-
schenkel aus.

Übung 3

■ Nehmen Sie wieder die
Ausgangsstellung Rückenlage
ein.
■ Falten Sie die Hände über
dem Bauch und ziehen Sie sie
5-mal am rechten Knie vorbei,
wobei Sie den Kopf von der
Unterlage abheben (Abb. 60).
■ Führen Sie dann die gleiche
Übung 5-mal am linken Knie
vorbei aus.

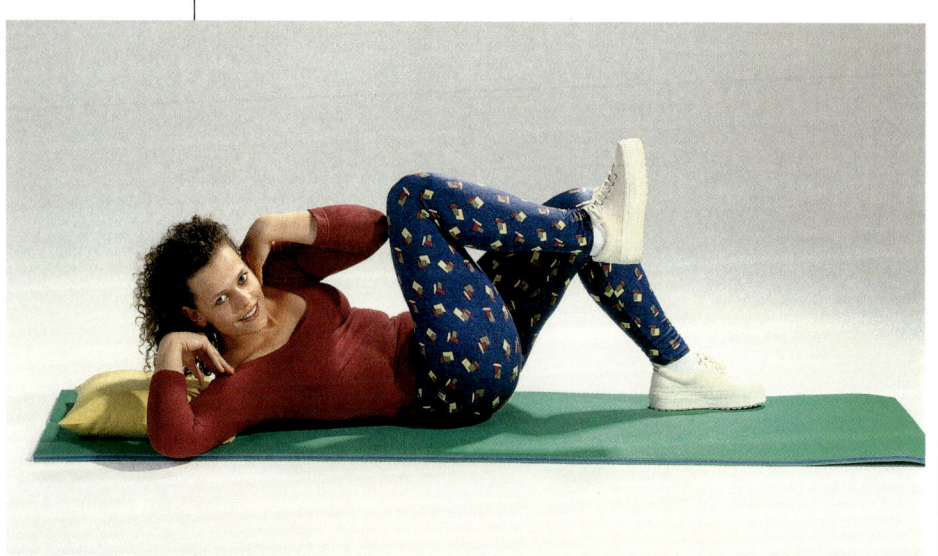

Abb. 58

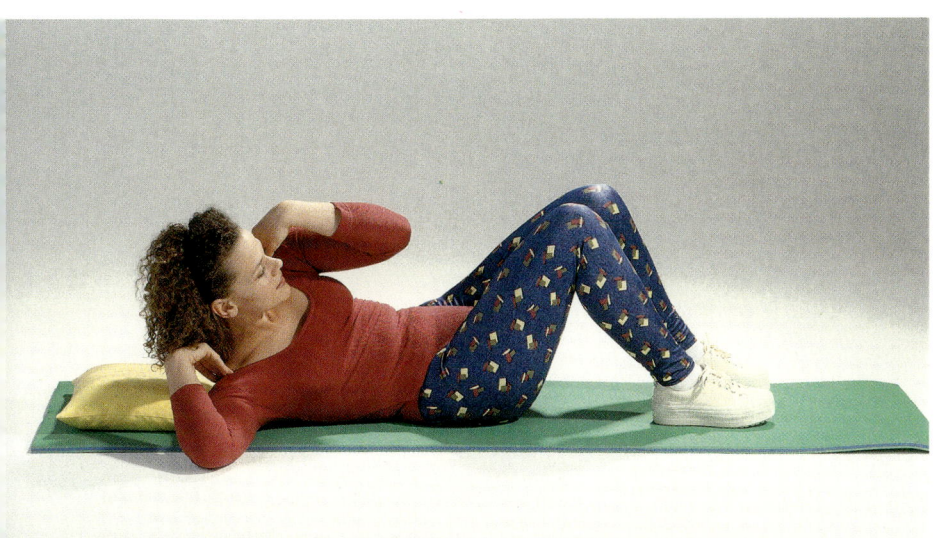

Abb. 59

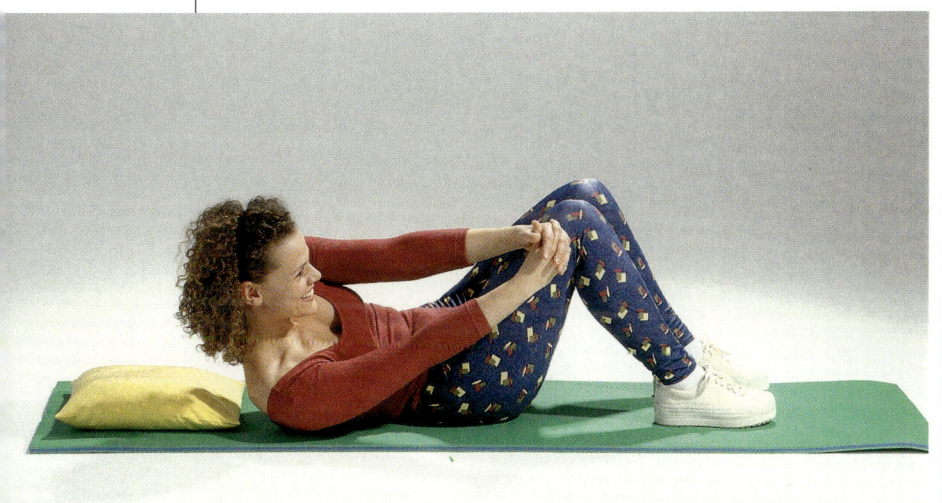

Abb. 60

Übung 4

▪ Nehmen Sie wieder die Ausgangsstellung Rückenlage ein.

▪ Führen Sie die linke Hand und den rechten Oberschenkel zusammen, wobei Sie den Kopf von der Unterlage abheben.

▪ Versuchen Sie nun mit der aufliegenden Hand den angezogenen Oberschenkel gegen seinen Widerstand wegzudrücken (Abb. 61).

▪ Halten Sie die so aufgebaute Spannung etwa 5 Sekunden lang. Wiederholen Sie diese Übung 4-mal.

▪ Führen Sie nun die gleiche Übung 5-mal auf der anderen Seite aus.

Übung 5

▪ Nehmen Sie wieder die Ausgangsstellung Rückenlage ein.

▪ Legen Sie den rechten Fuß auf dem linken Oberschenkel ab, die Hände liegen auf den Schultern (Abb. 62).

▪ Führen Sie nun den linken Ellenbogen zum rechten Knie und verweilen Sie in dieser Position etwa 5 Sekunden (Abb. 63).

▪ Wiederholen Sie diese Übung 4-mal.

▪ Führen Sie dann die gleiche Übung 5-mal mit der anderen Seite aus.

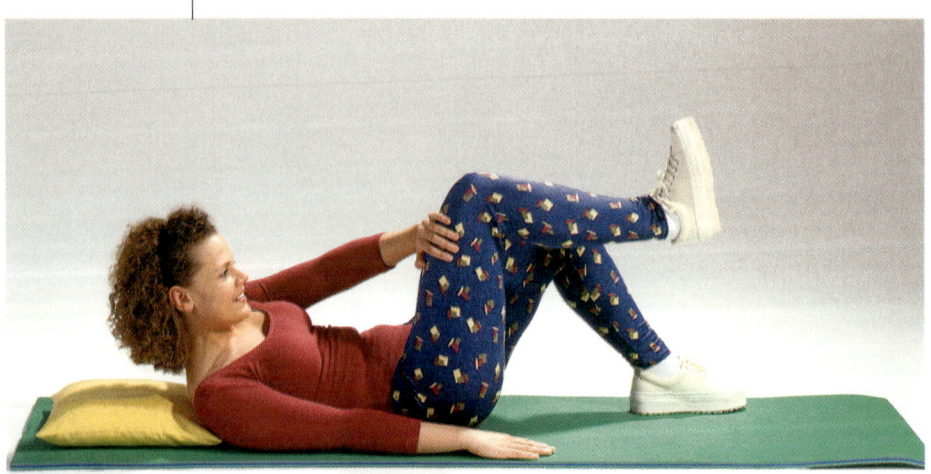

Abb. 61

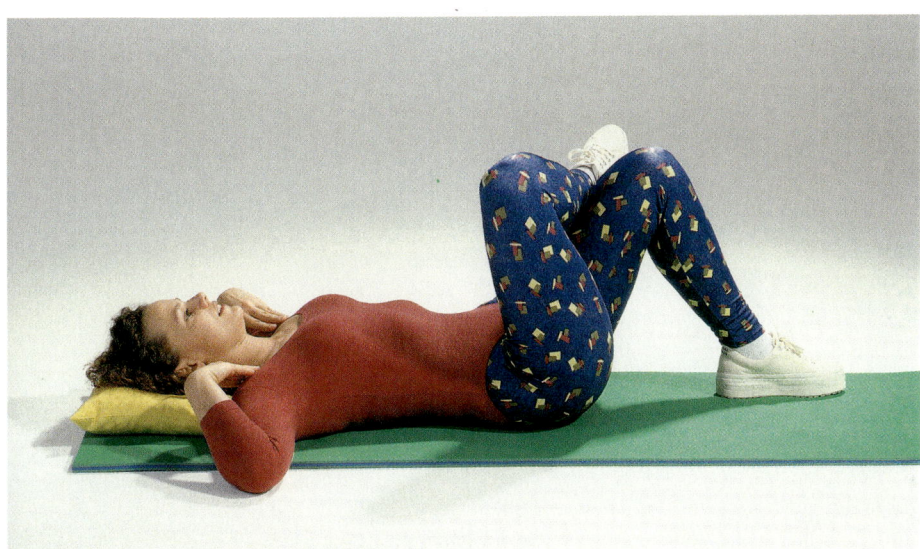

Abb. 62

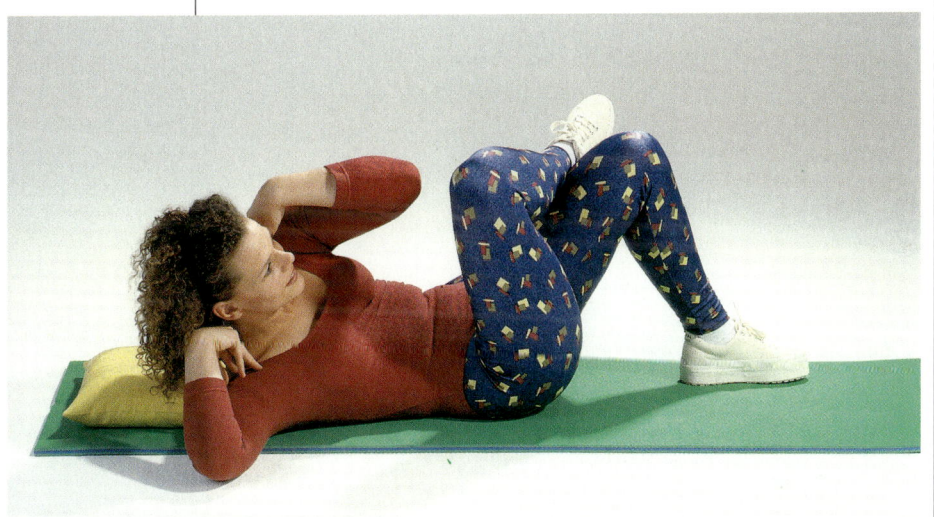

Abb. 63

Kräftigung der geraden Bauchmuskulatur

Förderung der Halte- und Stützfunktion der Bauchmuskeln für die inneren Organe

Übung 1

■ Nehmen Sie die Ausgangsstellung Rückenlage ein. Führen Sie beide Ellenbogen nach vorne zum Körper hin.

■ Heben Sie den Oberkörper und den Kopf von der Unterlage ab, sodass der rechte Ellenbogen zum rechten Knie und der linke Ellenbogen zum linken Knie zeigt (Abb. 64).

■ Verweilen Sie in dieser Position etwa 5 Sekunden und nehmen Sie dann die Ausgangsstellung wieder ein.

■ Wiederholen Sie diese Übung 4-mal.

Übung 2

■ Nehmen Sie die Ausgangsstellung Rückenlage wieder ein.

■ Falten Sie die Hände in Brusthöhe und führen Sie sie dann mit gestreckten Armen zwischen die aufgestellten Knie (Abb. 65).

■ Verweilen Sie in dieser Position etwa 5 Sekunden und nehmen Sie dann die Ausgangsstellung wieder ein.

■ Wiederholen Sie die Übung 4-mal.

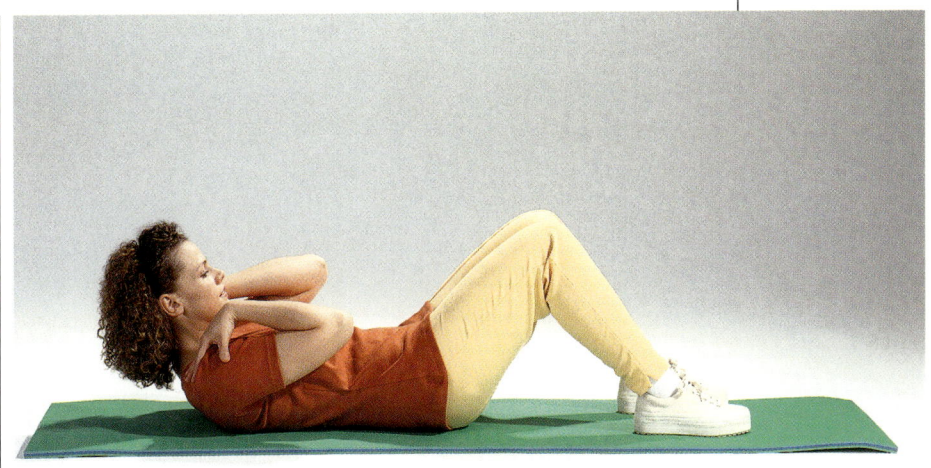

Abb. 64

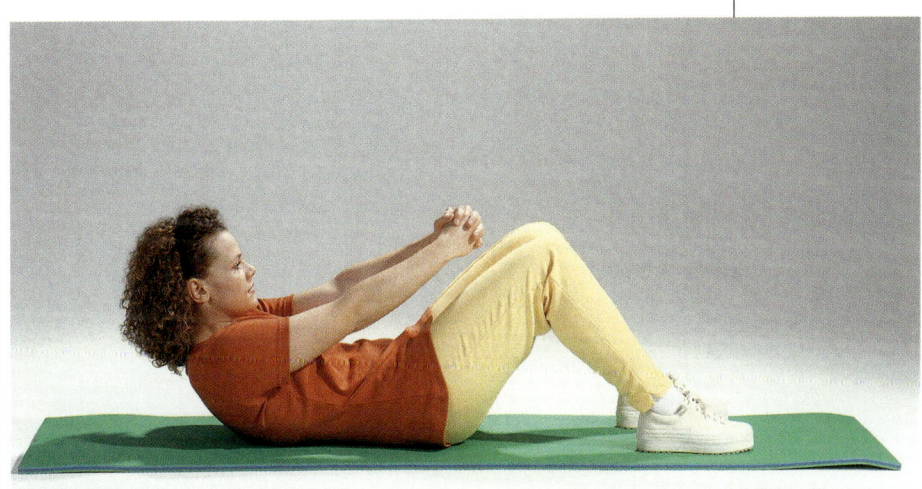

Abb. 65

Übung 3

■ Nehmen Sie die Ausgangsstellung Rückenlage wieder ein.

■ Falten Sie die Hände in Brusthöhe und strecken Sie dann die Arme senkrecht zur Decke. Heben Sie dabei Kopf und Oberkörper von der Unterlage ab (Abb. 66).

■ Verweilen Sie in dieser Position etwa 5 Sekunden und nehmen Sie dann die Ausgangsstellung wieder ein.

■ Wiederholen Sie die Übung 4-mal.

Übung 4

■ Nehmen Sie die Ausgangsstellung Rückenlage wieder ein.

■ Heben Sie Oberkörper und Kopf von der Unterlage ab.

■ Strecken Sie die Arme nach vorne aus und legen Sie die Handflächen auf die Innenseiten der Oberschenkel.

■ Drücken Sie nun mit den Händen die Oberschenkel nach außen, während Sie mit den Oberschenkeln Druck nach innen ausüben (Abb. 67).

■ Wiederholen Sie die Übung 4-mal.

■ Führen Sie dann die Übung 5-mal in umgekehrter Richtung aus:

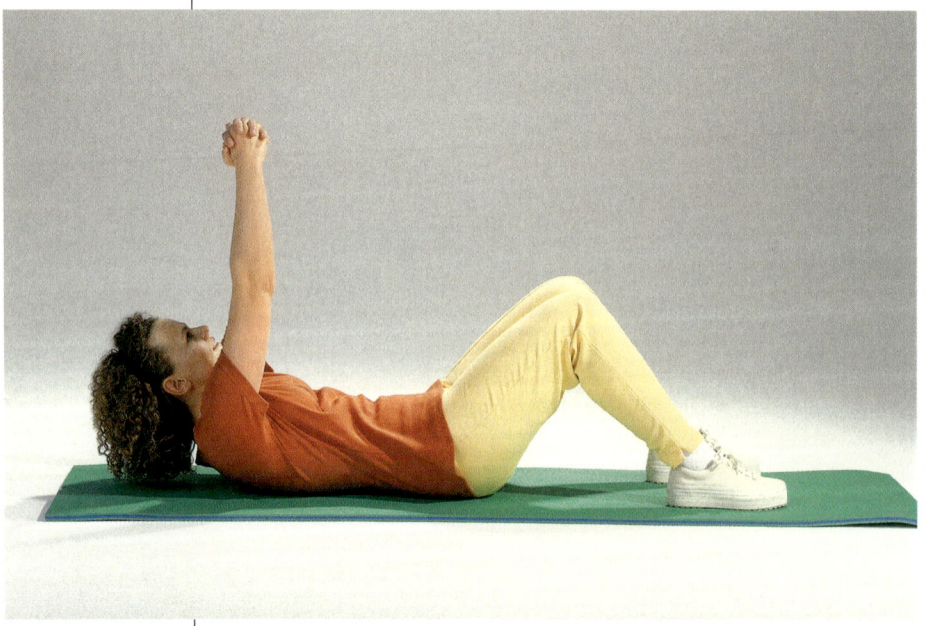

Abb. 66

Legen Sie die Handflächen auf die Außenseiten der Oberschenkel und drücken Sie nach innen, während Sie mit den Oberschenkeln Druck nach außen ausüben (Abb. 68).

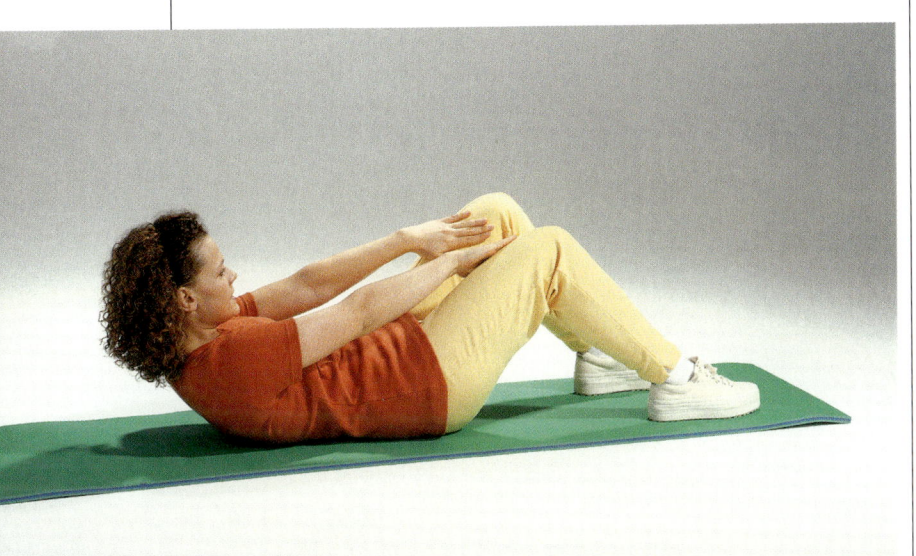

Abb. 67

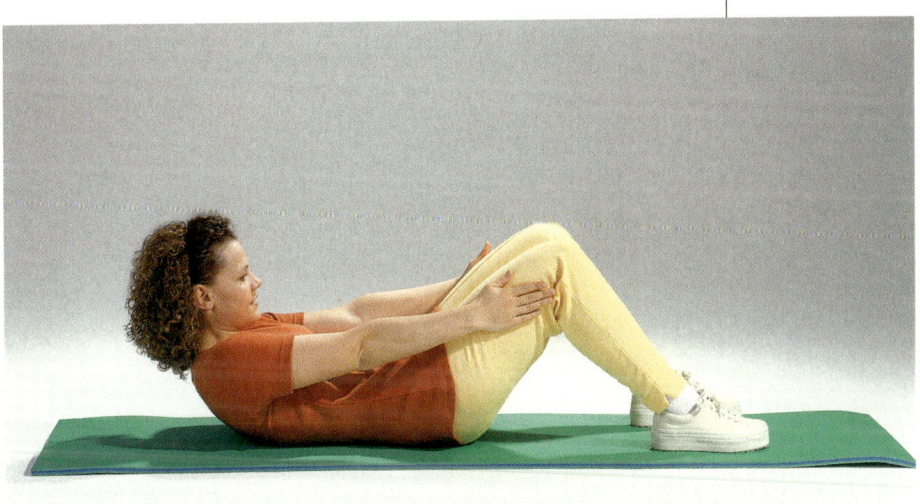

Abb. 68

Übung 5

■ Nehmen Sie die Ausgangsstellung Rückenlage wieder ein.

■ Ballen Sie beide Hände zur Faust.

■ Heben Sie den Oberkörper leicht an. Führen Sie zuerst die linke und dann die rechte Faust zwischen die aufgestellten Knie und zwar jeweils 5-mal (Abb. 69).

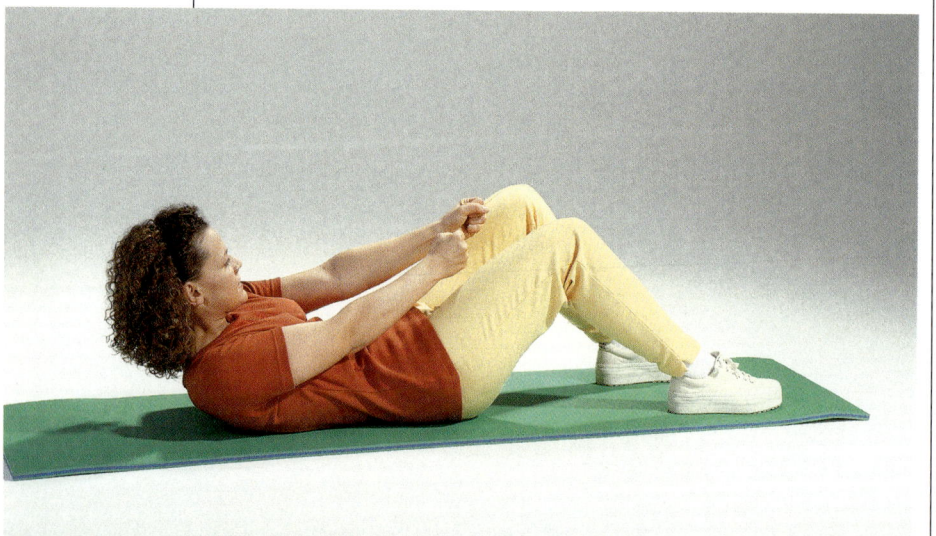

Abb. 69

Kräftigung der Gesäßmuskulatur

Stabilisation des Rumpfes und des Beckens, Koordination der Beine

Ausgangsstellung Seitlage:

■ Nehmen Sie die Seitlage ein und legen Sie ein Kissen unter den Kopf.
■ Beugen Sie beide Beine etwas an.
■ Legen Sie den Arm (die Hand) der aufliegenden Körperseite unter den Kopf und winkeln Sie den Ellenbogen leicht an.

■ Legen Sie den Arm der nicht aufliegenden Körperseite auf dem Rumpf ab (Abb. 70).

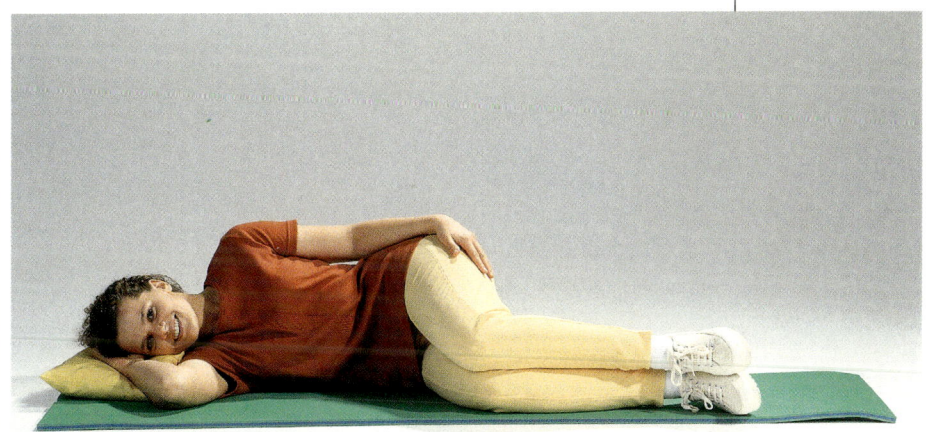

Abb. 70

Übung 1

■ Nehmen Sie die Ausgangsstellung Seitlage ein und atmen Sie im gewohnten Rhythmus weiter.

■ Heben und senken Sie das oben aufliegende angewinkelte Bein insgesamt 10- bis 20-mal (Abb. 71).

Übung 2

■ Nehmen Sie wieder die Ausgangstellung ein und atmen Sie normal weiter.

■ Strecken Sie das oben aufliegende Bein aus.

■ Heben und senken Sie nun das Bein 10- bis 20-mal (Abb. 72).

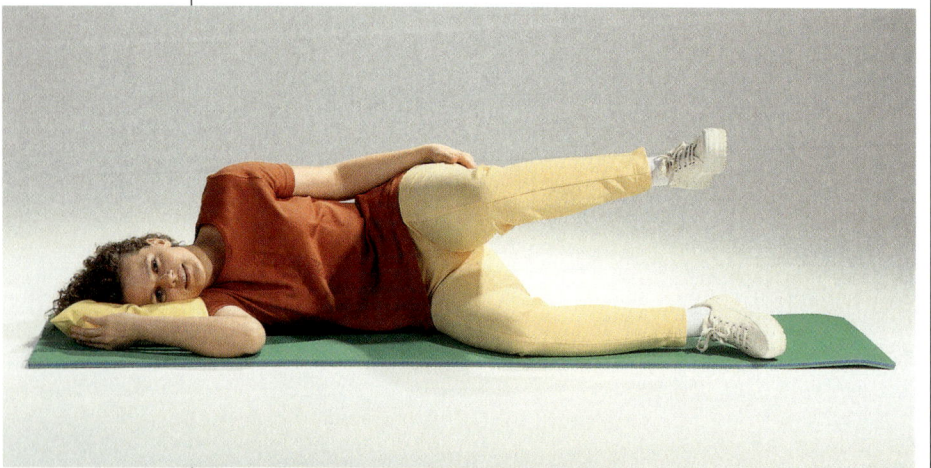

Abb. 71

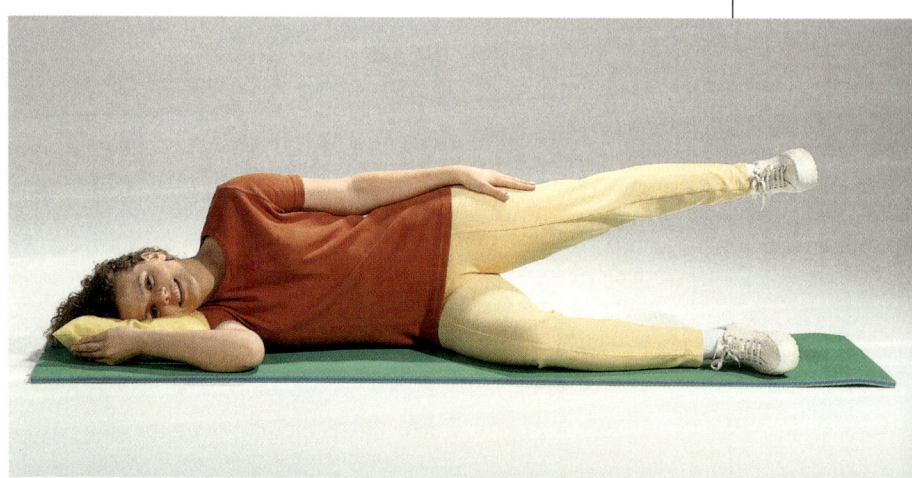

Abb. 72

Übung 3

■ Nehmen Sie wieder die Ausgangsstellung Seitlage ein und atmen Sie im gewohnten Rhythmus weiter.

■ Beugen Sie das oben auflie-gende Bein an und ziehen Sie das Knie in Richtung Bauch (Abb. 73).

■ Strecken Sie dann das Bein über die Körpermitte nach hinten aus (Abb. 74).

■ Führen Sie diese Übung 10- bis 20-mal aus.

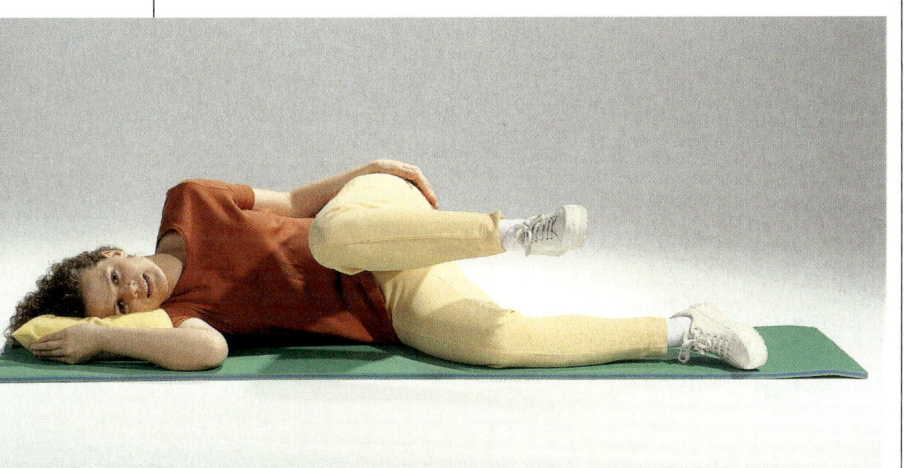

Abb. 73

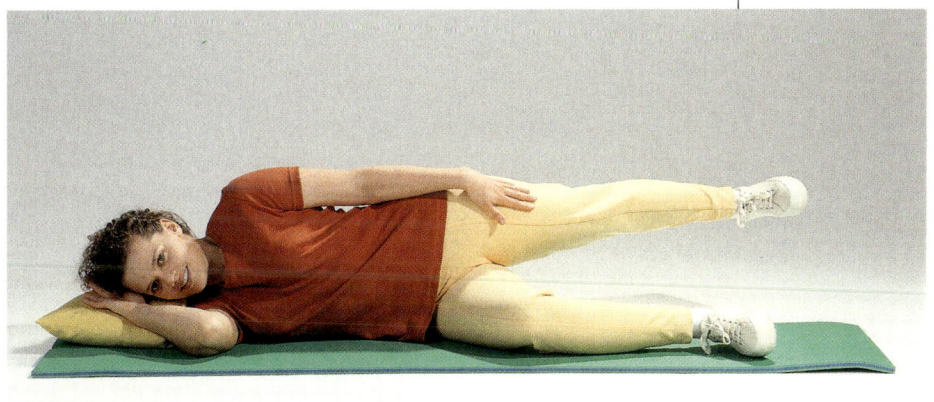

Abb. 74

Übung 4

■ Nehmen Sie wieder die Ausgangsstellung Seitlage ein und atmen Sie im gewohnten Rhythmus weiter.

■ Strecken Sie das oben auf-liegende Bein aus und führen Sie es gestreckt nach vorne und dann nach hinten, wobei die Fußspitze jeweils die Un-terlage antippt (Abb. 75).

■ Führen Sie diese Übung 10- bis 20-mal aus.

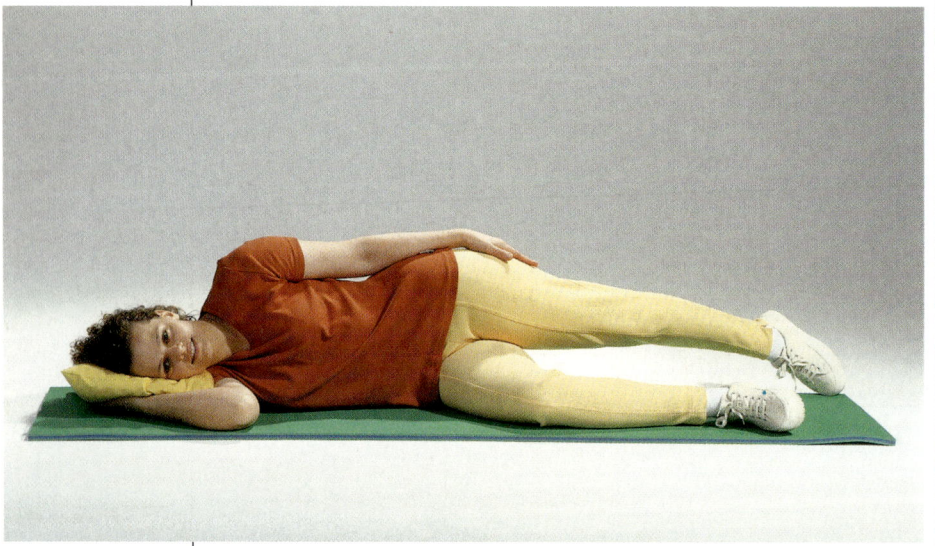

Abb. 75

Übung 5

■ Nehmen Sie wieder die Ausgangsstellung Seitlage ein und atmen Sie im gewohnten Rhythmus weiter.

■ Strecken Sie das oben aufliegende Bein aus und beschreiben Sie durch Vor- und Rückwärtsbewegungen die Zahl „8" (Abb. 76).

■ Führen Sie die Übung 10- bis 20-mal aus.

Bei entsprechender Kondition können Sie die Übungen 1 bis 5 auch auf der anderen Körperseite ausführen. Bitte überanstrengen Sie sich aber nicht!

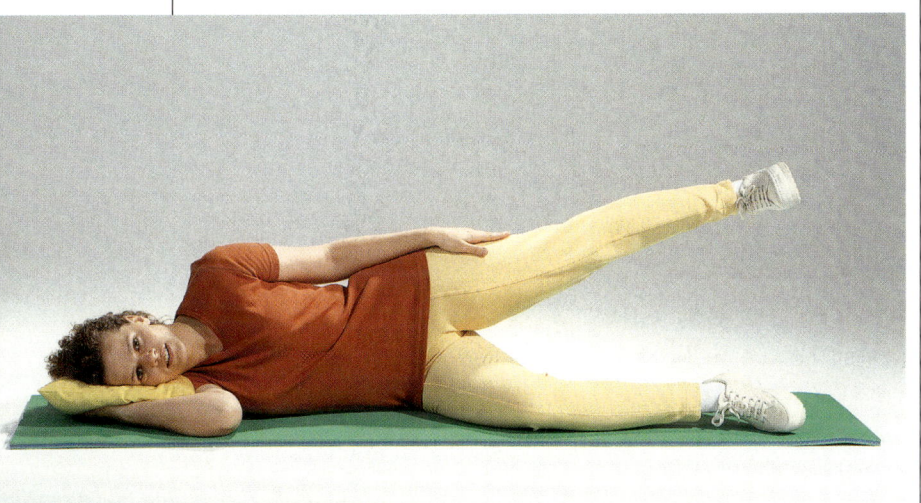

Abb. 76

Dehnung verkürzter Muskeln

Förderung der Entspannung, Wahrnehmung der Atmung

Übung 1

Knie-, Fersen- oder Päckchen-Sitz

▪ Nehmen Sie auf einem festen Untergrund eine solche Sitzhaltung ein, bei der Sie auf ihren Fersen sitzen.

▪ Verlagern Sie den Oberkörper nach vorne und legen Sie die Stirn auf einem kleinen Kissen ab.

Die Arme sind dabei ganz entspannt am Körper entlang nach hinten abgelegt (Abb. 77).

▪ Verweilen Sie in dieser Position etwa 1–3 Minuten und lassen Sie dabei Ihren Atem ruhig fließen.

▪ Zur Übungssteigerung können Sie anschließend die Arme nach vorne ausgestreckt ablegen (erweiterte Päckchenhaltung) und in dieser Position 1–3 Minuten verweilen (Abb. 78).

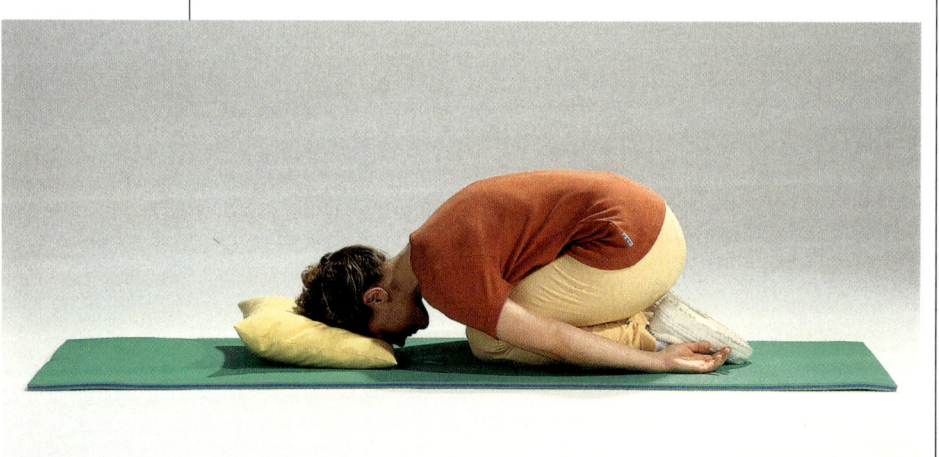

Abb. 77

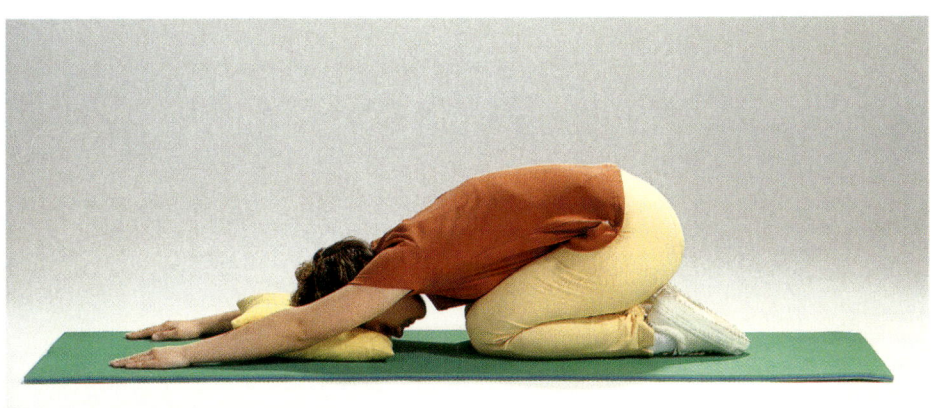

Abb. 78

Übung 2

Dreh-Dehn-Lagerung

▨ Nehmen Sie die Rückenlage ein und stellen Sie die Beine hüftbreit auf die Unterlage.
▨ Legen Sie beide Arme in U-Halte ab.
▨ Atmen Sie tief durch die Nase ein, lassen Sie dabei beide Beine nach rechts absinken und drehen Sie den Kopf nach links (Abb. 79).
▨ Atmen Sie nun durch den leicht geöffneten Mund aus und drehen Sie dabei den Kopf nach rechts, während Sie gleichzeitig die Beine nach links absinken lassen.
▨ Führen Sie die Übung insgesamt 8-mal aus.

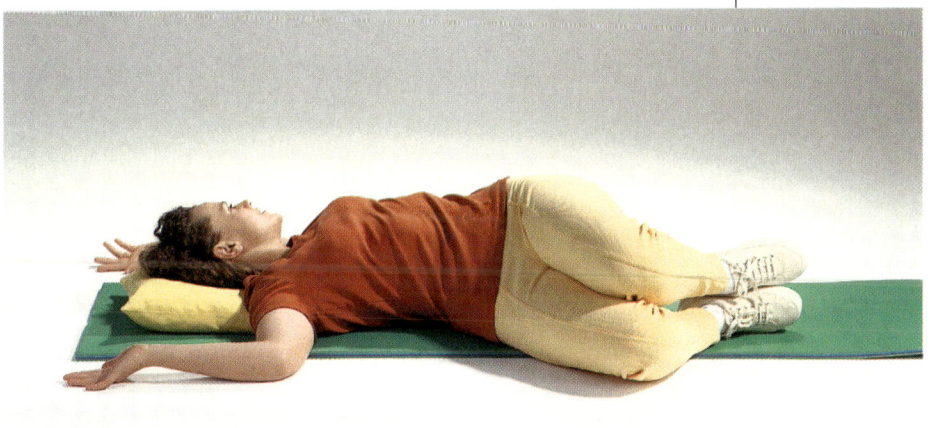

Abb. 79

Übung 3

Sichelmond-Lagerung

■ Nehmen Sie die Rückenlage ein und legen Sie beide Beine gestreckt nach rechts ab.

■ Ziehen Sie mit der rechten Hand zum rechten Knie und legen Sie den linken Arm über dem Kopf ab (Der Körper hat nun die Form eines Sichelmonds) (Abb. 80).

■ Verweilen Sie in dieser Position etwa 2–3 Minuten, bis Sie sich an die Dehnung gewöhnt haben.

■ Atmen Sie nun durch die Nase tief in die gedehnte linke Seite ein und durch den leicht geöffneten Mund wieder aus.

■ Wiederholen Sie die Übung 4-mal. Führen Sie dann die gleiche Übung 5-mal nach der anderen Seite hin aus.

Übung 4

Entspannungslagerung auf 2 Rollen

Achtung:
Die nachfolgenden Übungen dürfen Personen mit Netzhautablösung, Störung der Schilddrüsenfunktion und Beschwerden an der Halswirbelsäule nicht ausführen!

■ Legen Sie sich auf festem Untergrund so auf zwei Rollen, dass sich eine unter Ihrem Gesäß und die andere unter Ihren Schulterblättern befindet.

■ Ihren Kopf legen Sie auf ein kleines Kissen und strecken Sie beide Arme nach oben aus (Abb. 81).

■ Verweilen Sie in dieser Position 2–3 Minuten.

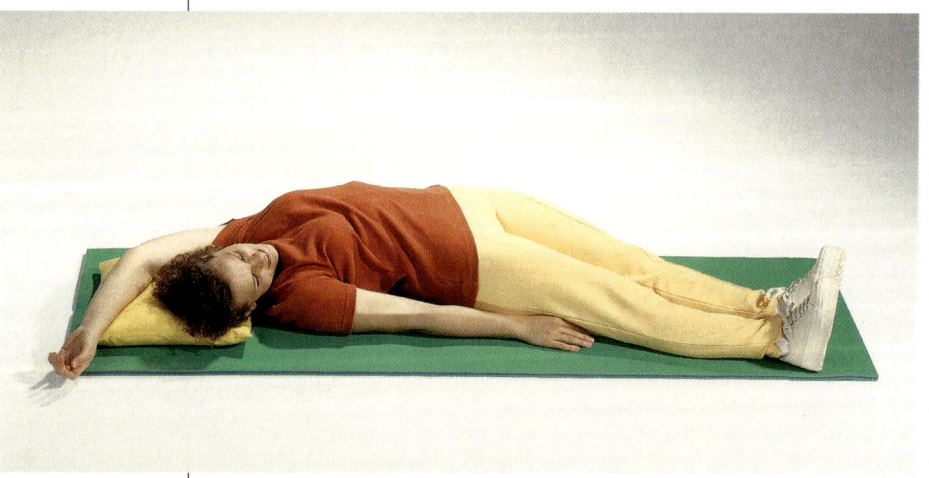

Abb. 80

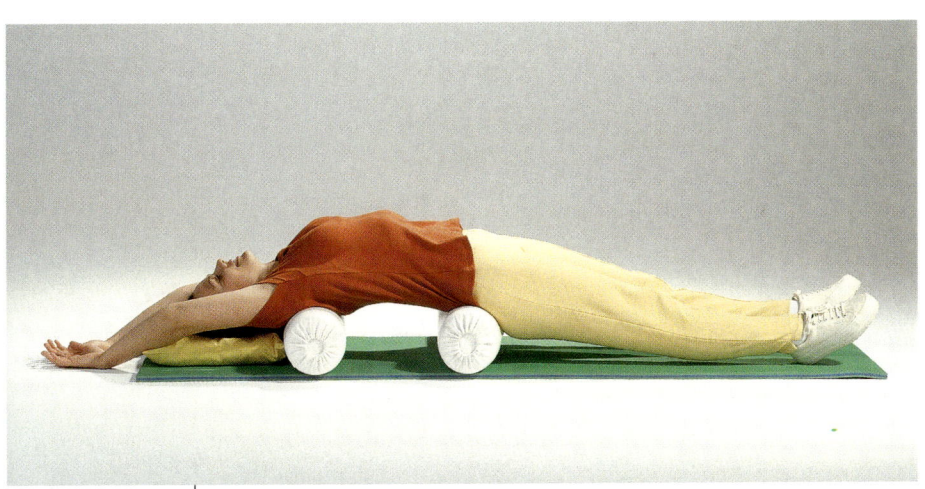

Abb. 81

■ Atmen Sie danach durch die Nase tief ein und durch den leicht geöffneten Mund wieder aus.

■ Führen Sie diese Übung insgesamt 5-mal aus.

Übung 5

Beckenschaukel

■ Nehmen Sie die Rücken-lage ein.

■ Umfassen Sie mit beiden Händen die Oberschenkel in Kniehöhe. Der Kopf bleibt auf der Unterlage liegen.

■ Ziehen Sie nun 5-mal im Sekundenrhythmus mit bei-den Händen die Oberschenkel zur Brust heran und lassen wieder locker (Abb. 82).

■ Wiederholen Sie diese Übung 5-mal nach einer kur-zen Pause.

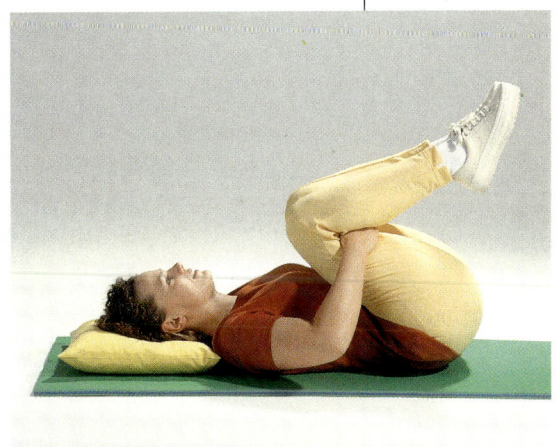

Abb. 82

Kräftigung der Rumpf-, Becken- und Beinmuskulatur

Verbesserte Durchblutung des Beckens

Übung 1

■ Nehmen Sie den Grätschstand mit leicht gebeugten Knien an einer Wand ein.

■ Drücken Sie die Lenden- und Brustwirbelsäule, den Hinterkopf und die Schulterblätter an die Wand (Abb. 83).

■ Schließen Sie die Augen, lassen Sie Ruhe einkehren und atmen Sie im gewohnten Rhythmus weiter.

■ Stellen Sie sich nun wieder unter dem Kreuzbein ein Zifferblatt vor, auf dem die Zahlen 12 in Richtung Becken, 6 in Richtung Steißbein, 3 zur linken und 9 zur rechten Gesäßhälfte zeigen.

■ Bewegen Sie nun das Kreuzbein zwischen den Zahlen 12 und 6 langsam, immer im Kontakt zur Wand, hin und her, während die Arme locker herabhängen. Das Becken wird hierbei, kaum sichtbar, gekippt und aufgerichtet.

■ Führen Sie diese Übung etwa 20-mal aus.

■ Bewegen Sie dann das Kreuzbein zwischen den Zahlen 3 und 9 langsam, immer den Kontakt zur Wand haltend, seitlich hin und her.

■ Führen Sie diese Übung ebenfalls etwa 20-mal aus.

■ Beschreiben Sie nun mit dem Kreuzbein von der Zahl 12 über die Zahlen 3, 6 und 9, immer den Kontakt zur Wand haltend, ruhig und langsam einen Kreis.

■ Führen Sie diese Übung etwa 20-mal aus.

■ Schließlich führen Sie nun alle Übungen in entgegengesetzter Richtung aus.

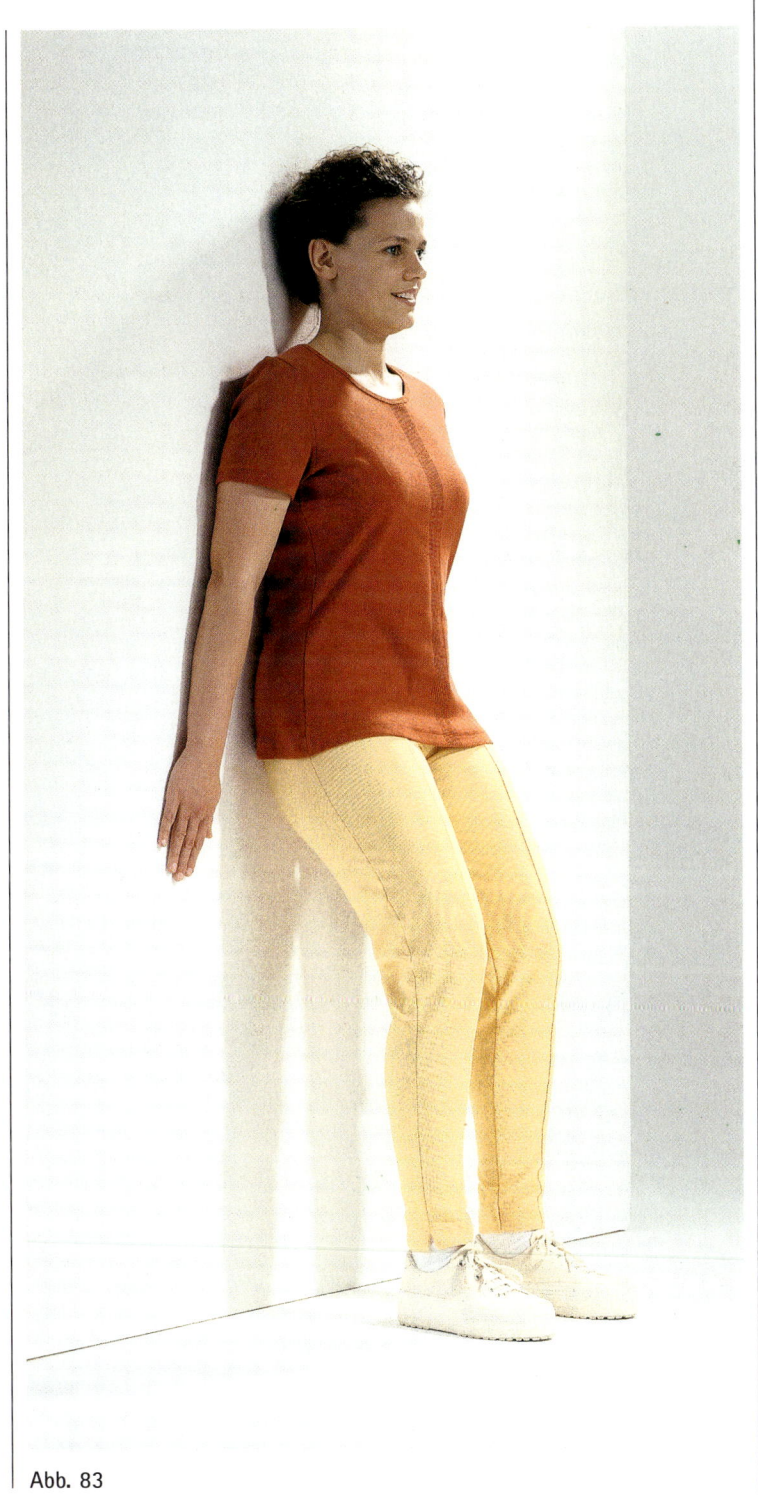

Abb. 83

Übung 2

■ Nehmen Sie wieder mit leicht gebeugten Knien den Grätschstand an einer Wand ein.

■ Atmen Sie tief durch die Nase ein und gehen Sie dabei leicht ins Hohlkreuz (Abb. 84).

■ Atmen Sie auf „f" durch den leicht geöffneten Mund aus und ziehen Sie dabei das Schambein zum Nabel hin.

■ Führen Sie diese Übung 5-mal aus.

Übung 3

■ Nehmen Sie mit leicht gebeugten Knien den Grätschstand an einer Wand ein.

■ Atmen Sie durch die Nase in den Bauch hinein.

■ Spannen Sie beim Ausatmen das Gesäß an, ziehen Sie dabei Scheide, Harnröhre und After nach innen hoch, drücken Sie die Lendenwirbelsäule dabei an die Wand.

■ Führen Sie diese Übung 5-mal aus.

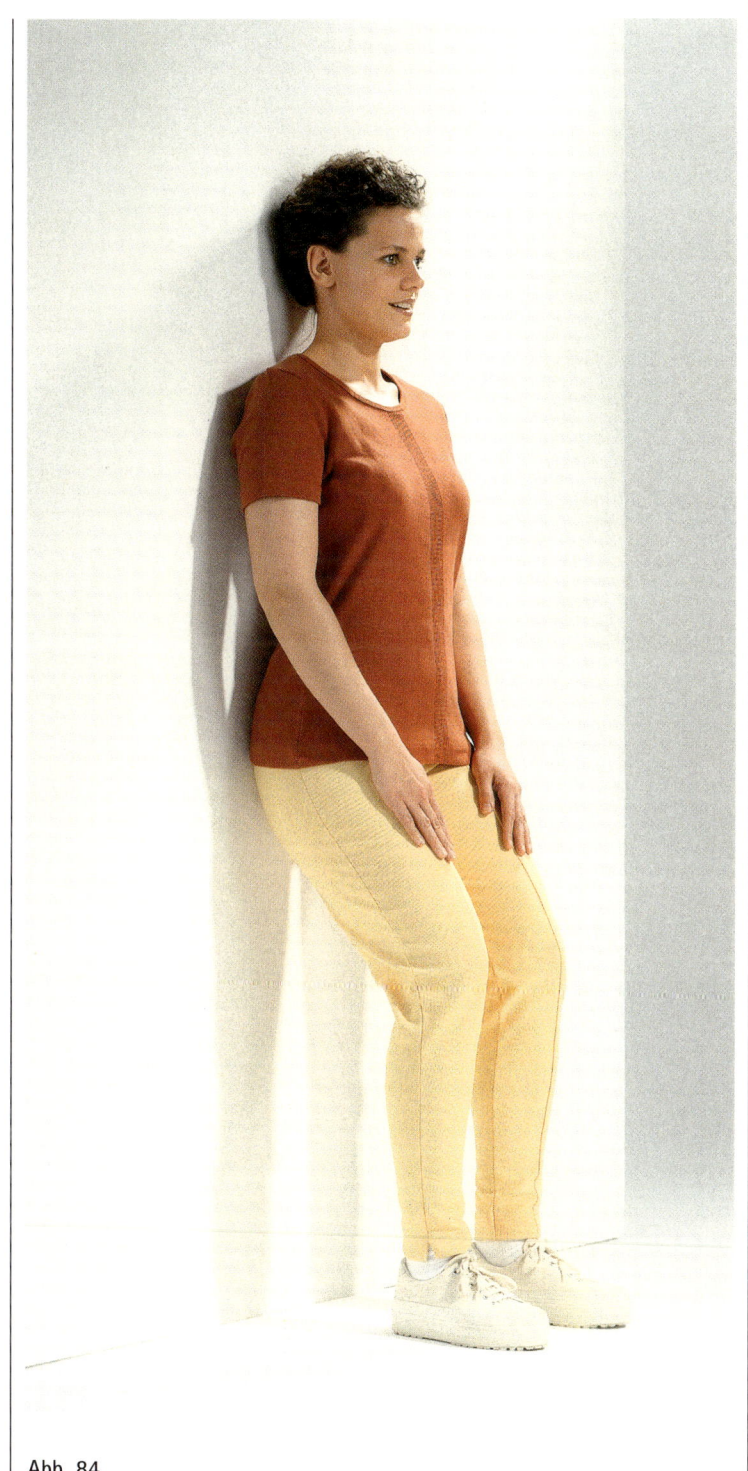

Abb. 84

Übung 4

■ Nehmen Sie mit leicht gebeugten Knien den Grätschstand an einer Wand ein und
lehnen Sie beide Arme in
U-Form an die Wand an
(Abb. 85).

■ Atmen Sie durch die Nase
in den Bauch hinein.

■ Spannen Sie beim Aus-
atmen das Gesäß an, ziehen
Sie dabei Scheide, Harnröhre
und After nach innen hoch,

während Sie die Lenden-
wirbelsäule an die Wand
drücken.

■ Führen Sie die Übung 5-mal
aus.

Übung 5

■ Führen Sie die Übung wie
zuvor aus.

■ Drücken Sie während des
Ausatmens beide Oberschenkel so fest wie möglich zusammen (Abb. 86).

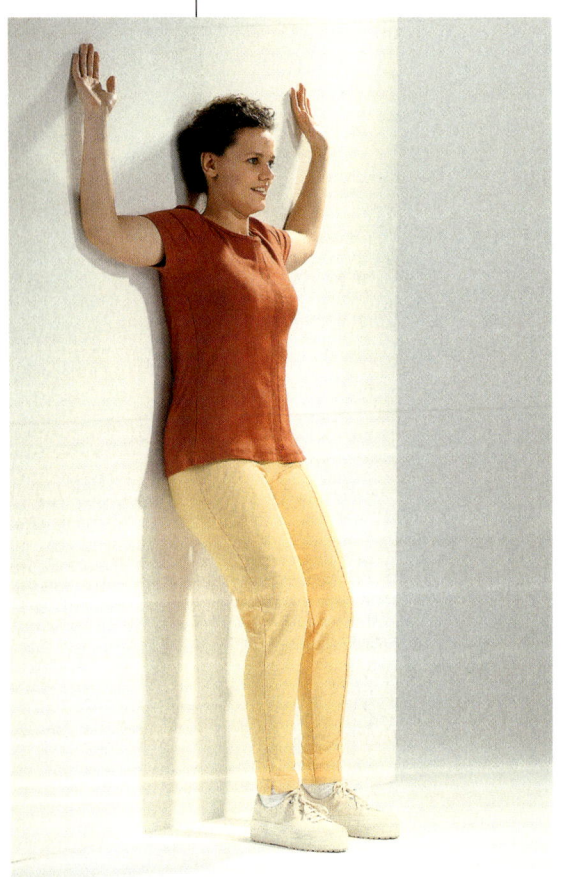

Abb. 85

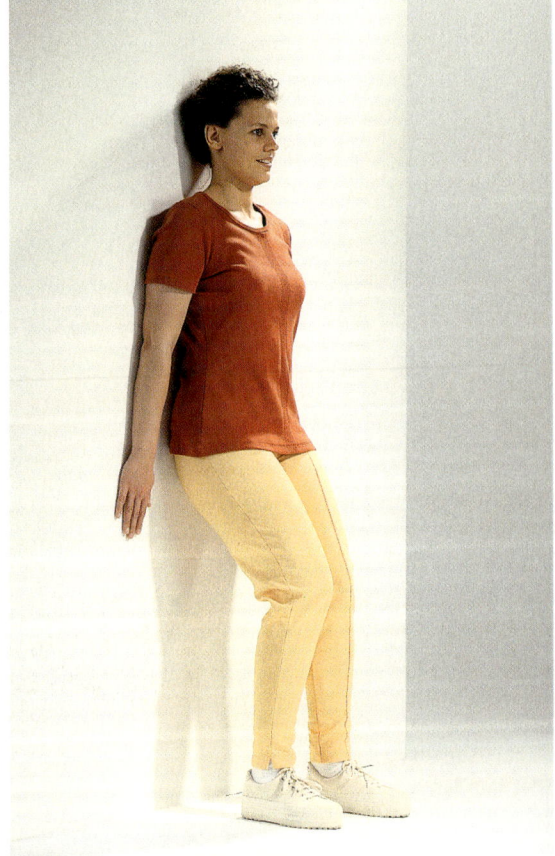

Abb. 86

Trainingserweiterung durch spezielle Atemübungen

Widerstandsverstärkung mittels Gymnastikstab (Besenstiel)

Übung 1

▪ Nehmen Sie die Rückenlage ein und stellen Sie die Füße schulterbreit auf.
▪ Umfassen Sie mit beiden Händen schulterbreit den Gymnastikstab (Besenstiel).

▪ Atmen Sie tief durch die Nase ein und drücken Sie beim Ausatmen auf „f" den Stab senkrecht zur Decke, während Sie dabei gleichzeitig das Schambein in Richtung Nabel ziehen (Abb. 87).
▪ Führen Sie die Übung 7-mal aus.

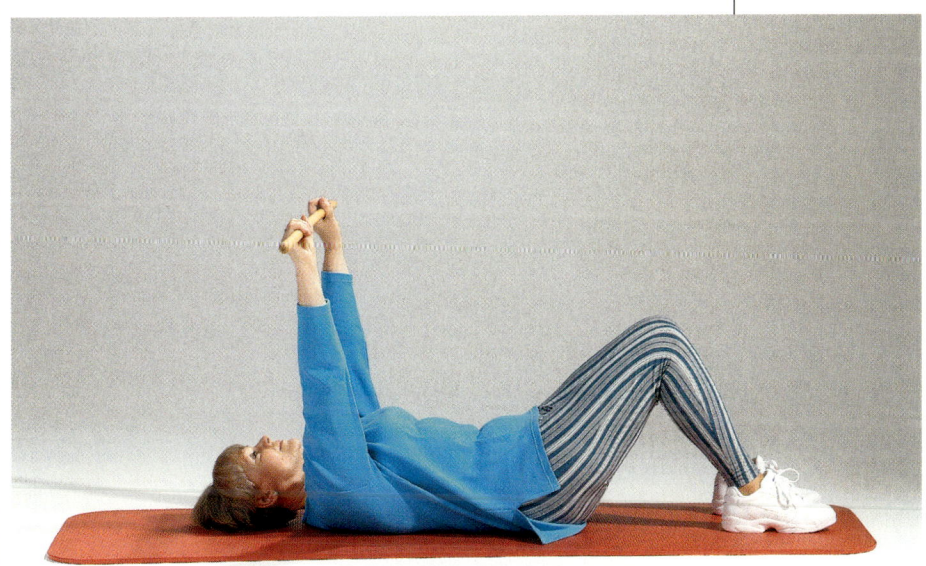

Abb. 87

Übung 2

■ Führen Sie nun mit Ihrem Partner die Übung wie zuvor aus.

■ Dabei steht der Partner hinter Ihnen und übt Gegendruck nach unten aus, wenn Sie den Stab nach oben zur Decke drücken (Abb. 88).

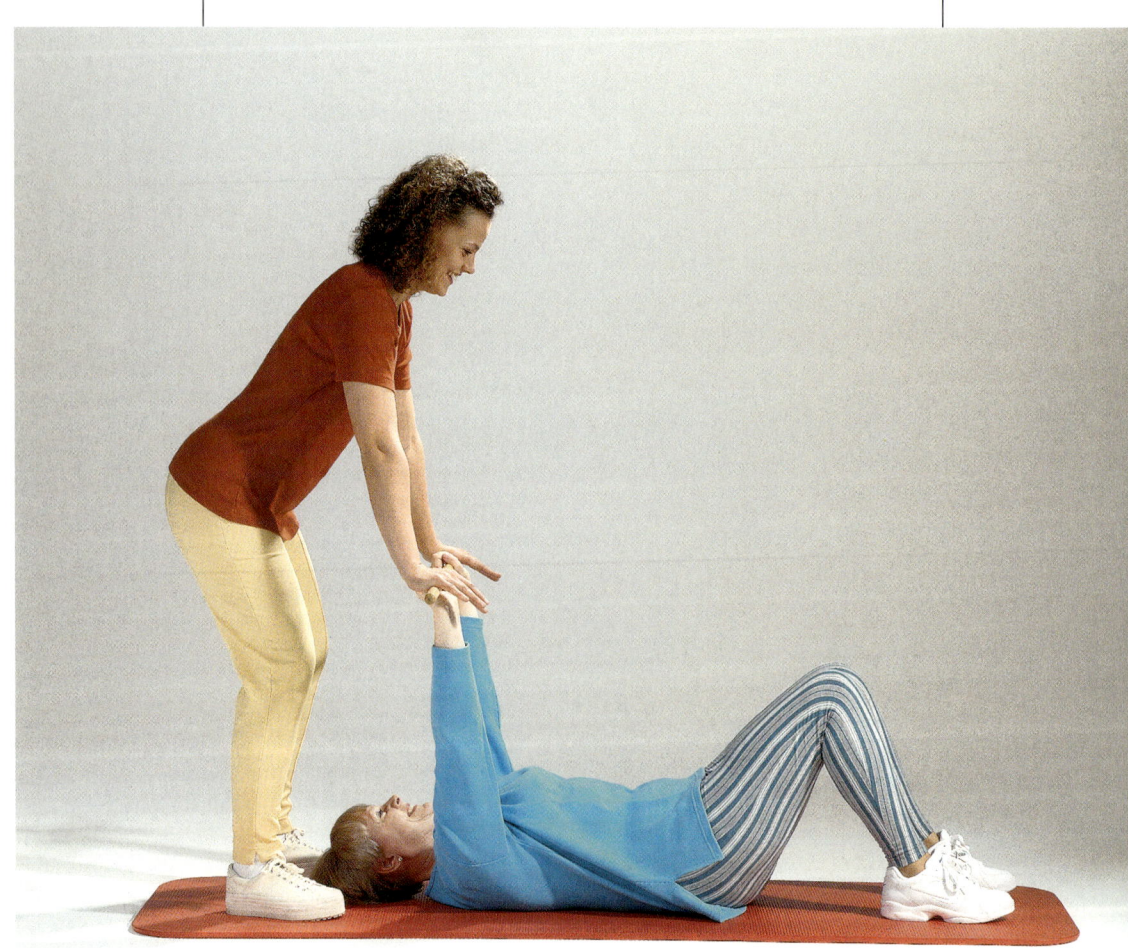

Abb. 88

Übung 3

■ Nehmen Sie die Ausgangsstellung mit Ihrem Partner wie zuvor ein.
Ihr Partner steht dabei wieder hinter Ihnen.
■ Atmen Sie tief durch die Nase ein und gehen Sie dabei leicht ins Hohlkreuz.

■ Atmen Sie auf „f" durch den Mund aus, ziehen Sie dabei das Schambein in Richtung Nabel und drücken Sie gleichzeitig den Stab über den Kopf nach hinten, während der Partner Gegendruck nach vorne ausübt (Abb. 89).
■ Führen Sie diese Übung 7-mal aus.

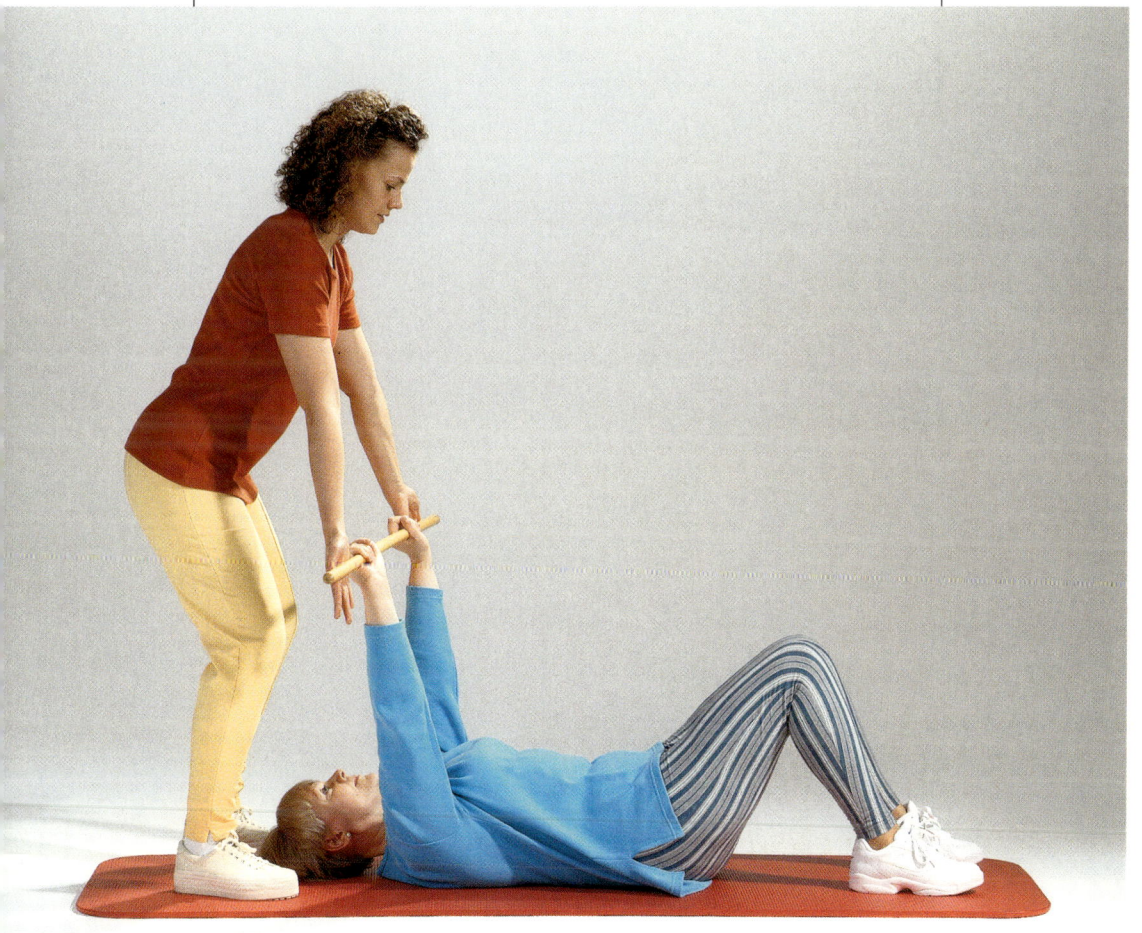

Abb. 89

Übung 4

■ Führen Sie mit Ihrem Partner die Übung wie zuvor aus.
■ Drücken Sie nun den Stab nach vorne, während der Partner nun Gegendruck nach hinten ausübt (Abb. 90).

Übung 5

■ Nehmen Sie die Ausgangsstellung mit Ihrem Partner wie zuvor ein.
■ Atmen Sie tief durch die Nase ein und drücken Sie den Stab mit der rechten Hand nach vorne und mit der linken nach hinten.

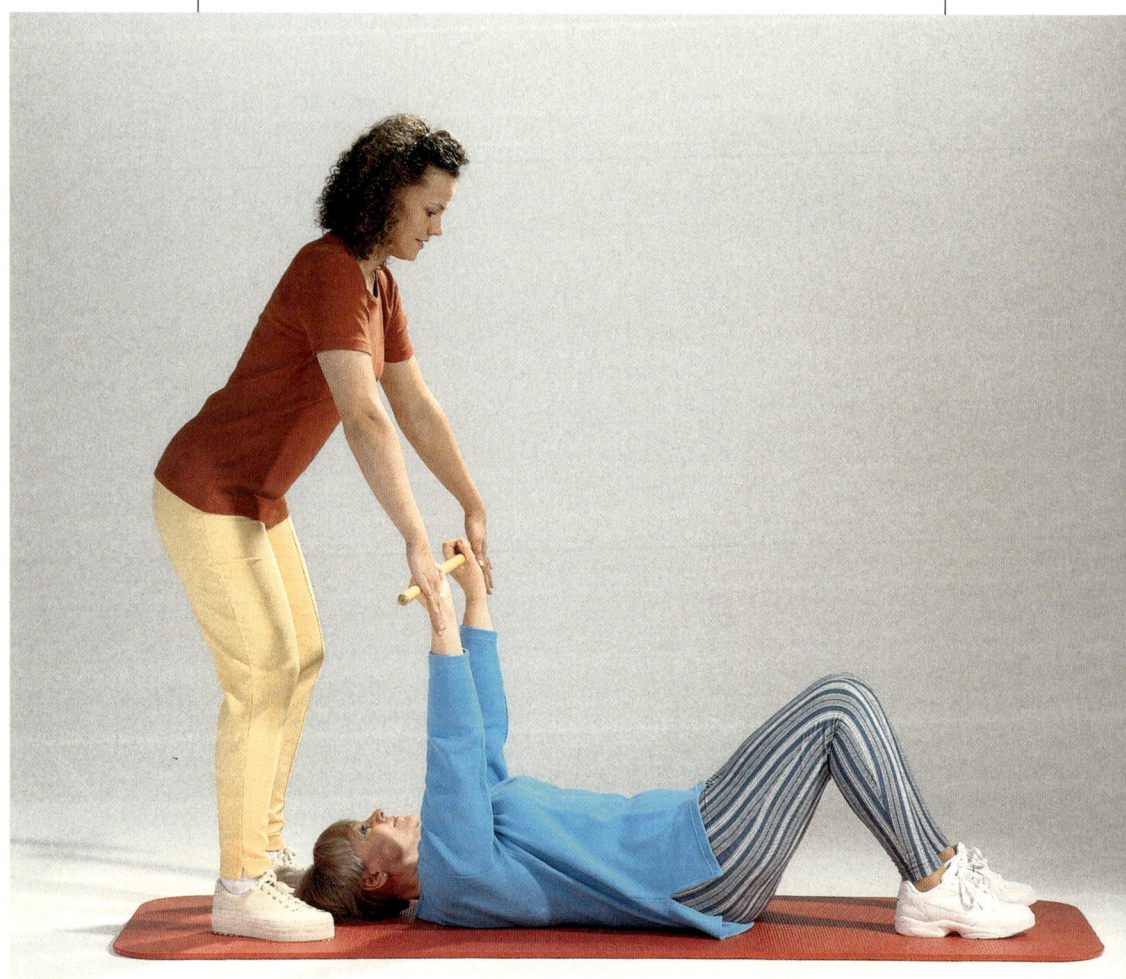

Abb. 90

▧ Atmen Sie durch den Mund auf „f" aus und ziehen Sie dabei das Schambein in Richtung Nabel, während Ihr Partner gleichzeitig Druck in entgegengesetzter Richtung ausübt (Abb. 91).

▧ Führen Sie nun die gleiche Übung zur anderen Seite hin aus.

▧ Führen Sie im Wechsel die Übung insgesamt 7-mal aus.

Sollte kein Partner zur Verfügung stehen, so können Sie diese Übung auch alleine an einem Türrahmen ausführen, wobei die Türpfosten als Widerstand genutzt werden können.

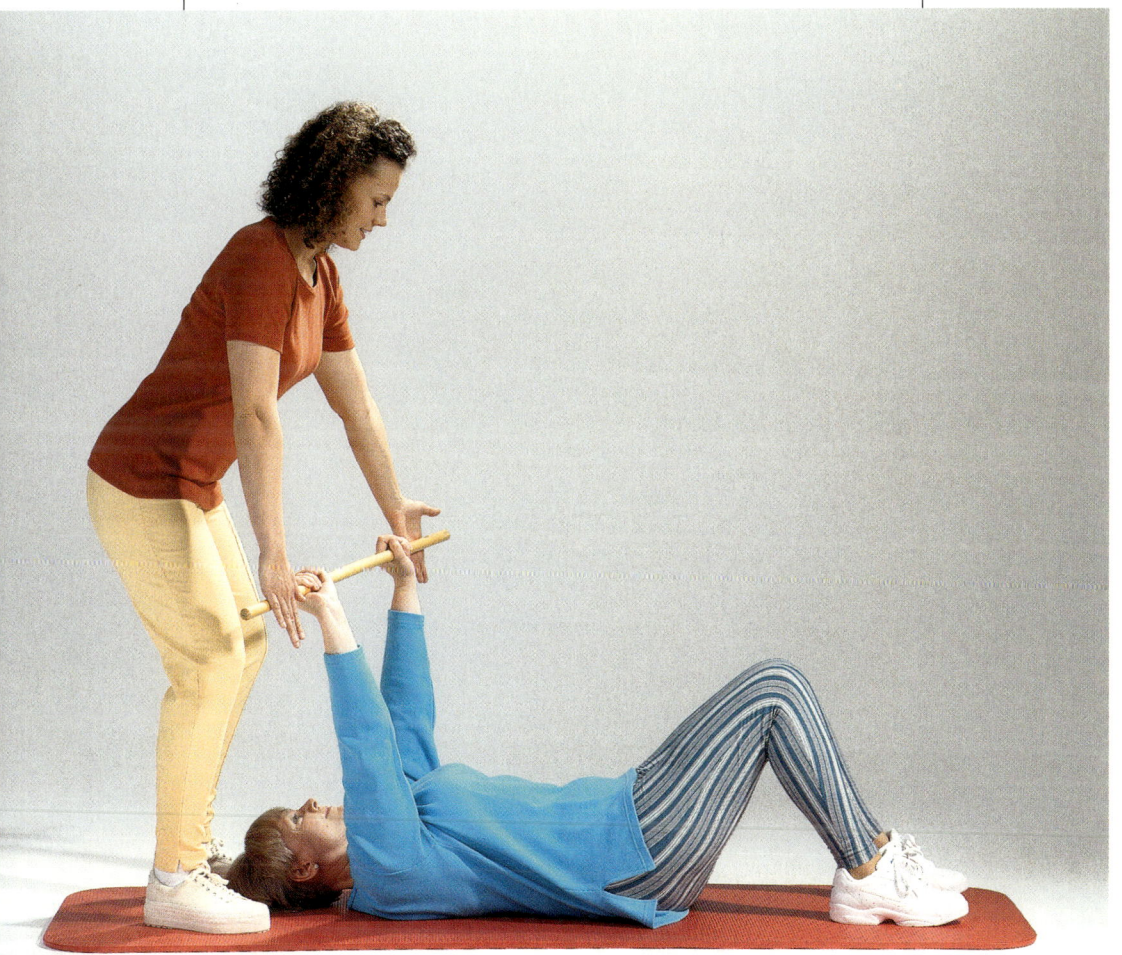

Abb. 91

Training des Beckenbodens unter Rückenschulaspekten

Druckentlastung des Beckenbodens im Alltag

Da das Anspannen des Beckenbodens für Außenstehende nicht wahrnehmbar ist, eignen sich folgende Kneifübungen besonders gut für bestimmte Alltagssituationen zum Beispiel im Beruf, bei der Hausarbeit, beim Einkaufen, Autofahren, Lesen, Fernsehen oder auch beim Telefonieren.

Kein Harnverlust beim Niesen, Lachen, Husten!
Wenn Sie alleine sind:
▪ Überkreuzen Sie im Stehen die Beine.
▪ Spannen Sie Gesäß (Pobacken zusammenkneifen) und Beckenboden an, indem Sie Scheide, Harnröhre und After nach innen hochziehen.
▪ Zur Unterstützung empfiehlt es sich, die überkreuzten Beine zusammenzupressen.

Wenn Sie in Gesellschaft sind, unterlassen Sie bei der obigen Kneifübung einfach das Überkreuzen der Beine.

Sitzen
▪ Schlagen Sie die Beine im Sitzen übereinander und atmen Sie tief durch die Nase ein.
▪ Beim Ausatmen mit leicht geöffnetem Mund (unauffällig) spannen Sie Ihren Beckenboden an, indem Sie Scheide, Harnröhre und After nach innen hochziehen und dabei zusätzlich die Beine zusammenpressen.
Ist zum Einatmen keine Zeit mehr vorhanden, dann sollte jedoch der Beckenboden separat angespannt werden.

Heben
▪ Treten Sie an den Gegenstand, den Sie hochheben wollen, dicht heran.
▪ Atmen Sie nun tief durch die Nase ein, gehen Sie mit aufrechtem Oberkörper in die Hocke und ergreifen Sie den Gegenstand.
▪ Während Sie durch den Mund ausatmen, ziehen Sie den Gegenstand zum Körper und spannen dabei gleichzeitig den Beckenboden an.

96

Fensterputzen

■ Vermeiden Sie ein übermäßiges Strecken und verwenden Sie eine stabile Trittleiter zum Höhenausgleich.

■ Spannen Sie wieder Ihre Beckenbodenmuskulatur in gewohnter Weise an und halten Sie die Spannung, solange es möglich ist.

■ Bei Überanstrengung unterbrechen Sie die Tätigkeit und entspannen Sie ihre Beckenbodenmuskulatur doppelt so lange, wie Sie den Beckenboden angespannt haben.

Staubsaugen

■ Halten Sie in der Schrittstellung ihren Oberkörper aufrecht (gerader Rücken). Atmen Sie während des Staubsaugens stets tief durch die Nase ein und spannen Sie beim Ausatmen durch den leicht geöffneten Mund den Beckenboden in gewohnter Weise an.

■ Ist Ihnen diese Atemtechnik zu anstrengend, dann spannen Sie den Beckenboden separat an und halten Sie die Spannung solange wie möglich. Entspannen Sie dann aber Ihre Beckenbodenmuskulatur doppelt so lange, wie Sie den Beckenboden angespannt haben.

Gegenstand aus einem oberen Regal oder einer unteren Schublade holen

■ Treten Sie dicht an das Regal heran und atmen Sie tief durch die Nase ein.

■ Ergreifen Sie den Gegenstand und atmen Sie dabei durch den leicht geöffneten Mund aus, während Sie gleichzeitig in gewohnter Weise Ihren Beckenboden anspannen.

■ Treten Sie dicht an die Schublade heran, atmen Sie tief durch die Nase ein und gehen Sie dabei mit aufrechtem Oberkörper in die Hocke. Stützen Sie sich mit einem Knie auf dem Boden ab, während das andere Bein aufgestellt bleibt.

■ Ergreifen Sie den Gegenstand in der Schublade und richten Sie sich wieder auf, während Sie durch den leicht geöffneten Mund ausatmen, wobei Sie in gewohnter Weise den Beckenboden anspannen. Stützen Sie sich möglichst während des Aufrichtens mit einer Hand auf dem aufgestellten Bein ab.

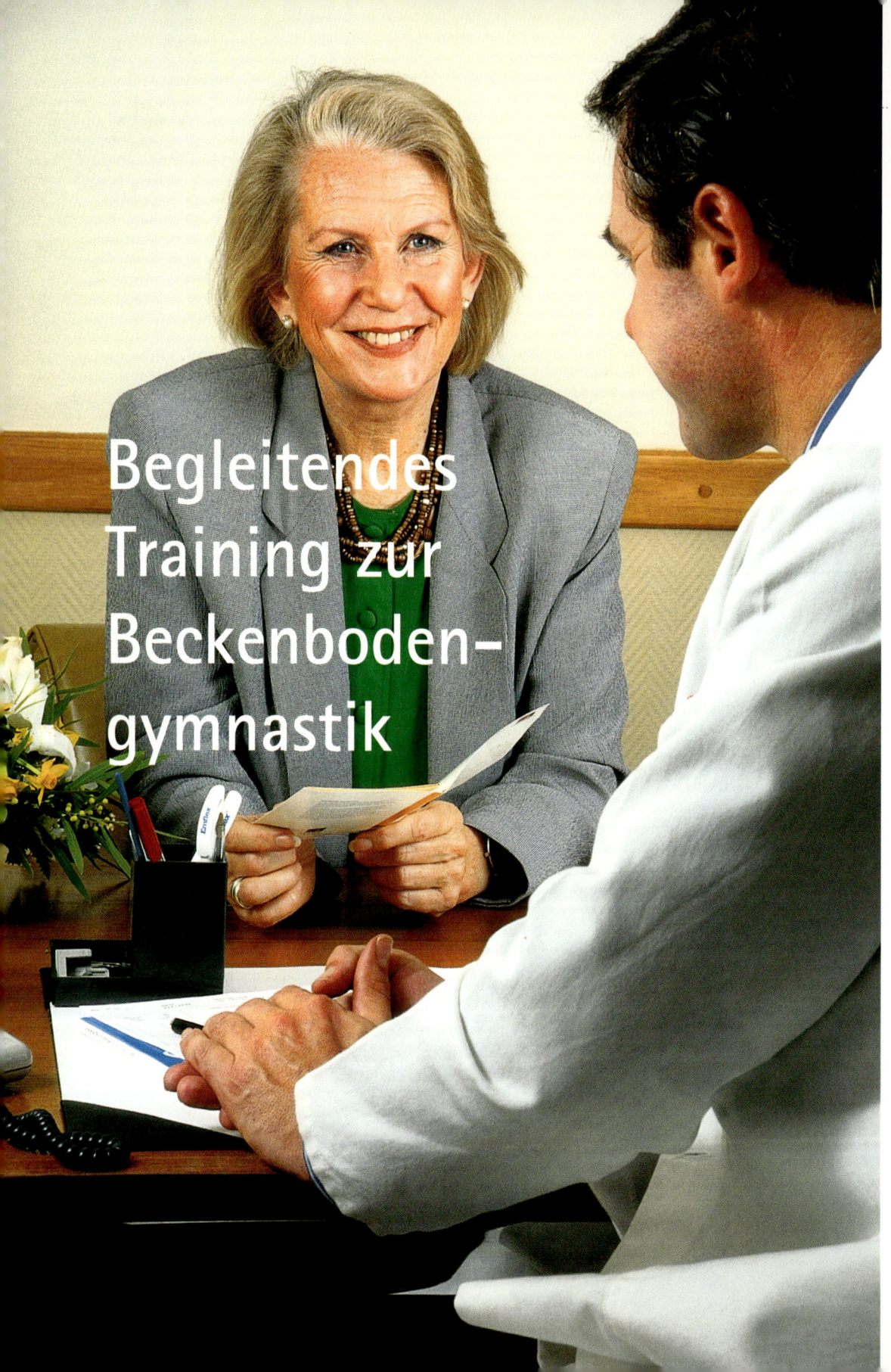

Begleitendes Training zur Beckenboden-gymnastik

Unterstützende Therapieformen

Mitunter erscheint es angebracht, neben der Beckenbodengymnastik noch weitere begleitende Behandlungsformen anzuwenden, und zwar dann, wenn sich der Trainingserfolg nicht in dem Maße einstellt, wie erhofft. So ist es zum Beispiel möglich, den Beckenboden durch elektrische Reize oder mechanische Hilfsmittel zu stimulieren, wodurch Muskelkontraktionen ausgelöst werden. Gleichzeitig wird dadurch die Wahrnehmung der Beckenbodenmuskulatur gefördert, was für den Erfolg einer Beckenbodengymnastik unerlässliche Vorraussetzung ist.

Solche unterstützenden Therapieformen müssen in jedem Fall vom Arzt verordnet werden und unter Anleitung einer speziell geschulten Physiotherapeutin erfolgen.

Auf jeden Fall aber sollte ein sogenanntes Toiletten- beziehungsweise Blasentraining durchgeführt werden.

Toilettentraining

Zur erfolgreichen Therapie gehört das Toilettentraining, eine Methode, mit der man versucht, die Blase zu „erziehen", das heißt Einfluss auf die Blasenentleerungen zu nehmen. Voraussetzung hierfür ist, sich zunächst einmal das tägliche Miktionsverhalten (Blasenentleerung) bewusst zu machen. Das Führen eines so genannten „Miktionsprotokolls" (siehe Muster Seite 100) ist hierfür ein wichtiges Hilfsmittel. Hier werden täglich alle relevanten Daten rund um die Blasenentleerung wie etwa Trinkmenge, Harndrang, Miktion und unfreiwilliger Urinverlust mit Zeitangaben notiert. Durch Fußnoten können Sie diese Eintragungen ergän-

Miktionsprotokoll vom 01.06. bis 07.06.

Uhr	01.06. (Mo) TV	HD	Mi	UV	02.06. (Di) TV	HD	Mi	UV	03.06. (Mi) TV	HD	Mi	UV	04.06. (Do) TV	HD	Mi	UV	05.06. (Fr) TV	HD	Mi	UV	06.06. (Sa) TV	HD	Mi	UV	07.06. (So) TV	HD	Mi	UV
1																												
2	½ G		X			X	X[+]							X	X													
3				X[1]		X	X[-]			X	X																	
4						X	X[-]																					
5														X	X													
6		X	X[+]				X				X	X[+]			X[-]													
7	2T	X	X		2T		X		2T	X	X[+]		2T	X	X													
8																												
9			X		1G		X				X				X													
10	1G								1T	X	X																	
11	1G	X																										
12	1G	X	X		2G	X	X		2G	X	X[+]																	
13													2G	X	X													
14								X[3]																				
15		X	X		1T		X[-]		1T	X	X		1T		X													
16	2T				1G				1G	X	X[-]																	
17		X	X	X[2]		X	X		1G	X	X																	
18																X[5]												
19	2G		X		2G	X	X		3G	X	X		1G	X	X													
20	1G	X	X		1G		X						2G	X	X[+]													
21		X	X			X	X						1G															
22									1G	X	X[+]				X													
23		X	X				X																					
24		X	X																									

TV = Trinkvolumen; HD = Harndrang; Mi = Miktion; UV = Urinverlust; 1G = 1 Glas Wasser, Wein, Bier etc.; 2T = 2 Tassen Tee, Kaffee etc.
[+]viel; [-]wenig; [1]nächtlicher Hustenanfall; [2]schweres Heben; [3]Lachen; [4]mehrmaliges Niesen; [5]Sport

zen. Wenn Sie dieses Tagebuch wochenweise führen, werden Sie auf den ersten Blick schon eine Übersicht über gewisse Regelmäßigkeiten, aber auch Besonderheiten erhalten, die signifikant für das Blasentraining sind. So werden Sie vielleicht feststellen, dass Sie schon nach relativ geringem Trinkvolumen die Toilette bei nur mäßiger Miktion aufgesucht haben oder bei welchen Gelegenheiten sich ein unfreiwilliger Urinverlust einstellte. Vor allem aber werden Sie in Ihren Aufzeichnungen ersehen können, zu welchen Zeiten Sie Harndrang verspürten, dem auch ein „normales" Miktionsergebnis folgte. Diese Zeiten werden unter anderem die Eckpunkte für das begleitende tägliche Blasen- beziehungsweise Kontinenztraining bilden. Sie sollten sich durch ein konsequentes Training angewöhnen, Ihre Blase zu bestimmten Zeiten zu entleeren. Dabei spielt das Alter keine Rolle. Denn auch ältere Menschen sind durchaus noch in der Lage, ihre Blasenentleerung mit einem gezielten Training positiv zu beeinflussen.

Erstellen Sie sich selbst einen festen Tagesplan, der die „Eckzeiten" Ihres persönlichen Miktionsprotokolls berück-

sichtigt und auch die Zeiten der übrigen Toilettenbesuche erfasst wie etwa

- morgens nach dem Aufstehen
- etwa ½ Stunde nach dem Frühstück
- am späten Vormittag
- etwa ½ Stunde nach dem Mittagessen
- am Nachmittag
- nach dem Abendbrot und
- vor dem Zubettgehen.

Versuchen Sie nach Möglichkeit, sich in Ihrem Miktionsverhalten an diesem Tagesplan zu orientieren und führen Sie das Miktionsprotokoll kontinuierlich weiter.

So werden Sie bei späterem Vergleich zwischen dem Miktionsprotokoll und Ihrem Tagesplan sehr leicht Abweichungen erkennen, auf die Sie dann während Ihres Trainings ein besonderes Augenmerk richten sollten.

Machen Sie aber bitte nicht den Fehler, die Häufigkeit der Blasenentleerung durch eine geringe Flüssigkeitsaufnahme zu reduzieren.

Ihr Körper benötigt etwa 1 ½ bis 2 Liter Flüssigkeit am Tag, um gesund und leistungsfähig zu bleiben. Versuchen Sie vielmehr, die Intervalle zwischen Ihren Toilettenbesuchen zu verlängern, indem Sie einen

Harndrang zunächst einmal kurzzeitig (etwa 5 Minuten) hinauszögern. Im Falle des Erfolgs können Sie dann später diese Zeitspannen langsam weiter ausdehnen, bis es Ihnen gelingt, die Zahl Ihrer Toilettenbesuche auf ein „normales" Maß (etwa 5-mal täglich) zu reduzieren.

Elektrotherapie

Die Elektrotherapie ist eine Reizstrombehandlung mit Elektroden, die auf der Haut angebracht (äußere Elektrostimulation) oder vaginal oder rektal eingeführt werden (innere Elektrostimulation). Durch eine entsprechende Einstellung der Stromstärke kann man die Intensität der Muskelkontraktionen selbst bestimmen.

Die Reaktionen reichen vom leichten Kribbeln bis zur deutlich spürbaren Kontraktion, auf keinen Fall sollten bei der Behandlung Schmerzen oder ein Brennen entstehen. Eine solche Reizstrombehandlung wird über mehrere Wochen mindestens einmal täglich 15–20 Minuten lang durchgeführt, um den gewünschten Erfolg, nämlich eine Stärkung der Beckenbodenmuskulatur und damit eine Linderung der Inkontinenz zu erreichen.

Die Elektrostimulation weist zwar eine relativ hohe Erfolgsrate (etwa 70 % bei Stressinkontinenz) auf, dennoch sollte man sich aber darüber im Klaren sein, dass es sich hierbei lediglich um eine unterstützende passive Therapieform handelt, deren Behandlungserfolg nur bei Fortführung eines aktiven Trainings (Beckenbodengymnastik) erhalten bleibt.

Konustraining

Das Konustraining stellt ebenfalls eine unterstützende Therapieform für Frauen dar, bei der jeweils kleine eiförmige Kunststoffkegel (Konen) unterschiedlichen Gewichts (20–80 g) wie ein Tampon mit einem Rückholfaden in die Scheide eingeführt werden. Der Trainingseffekt beruht auf der Tatsache, dass Konen aufgrund der Schwerkraft die Tendenz haben, aus der Scheide heraus zu gleiten und dies durch Kontraktionen der Beckenbodenmuskulatur verhindert werden soll. Das Training wird mit dem im Übungsset enthaltenen Konus begonnen, den die Patientin problemlos etwa 1 Minute lang zu halten vermag. Dann sollte das Training mehrmals täglich 15–20 Minuten lang erfolgen und zwar so lange, bis es gelingt, den Konus etwa 30 Minuten lang unter normalen Alltagsbedingungen zu halten. Das Training kann nun mit dem nächst schwereren Konus in gleicher Weise fortgeführt werden.

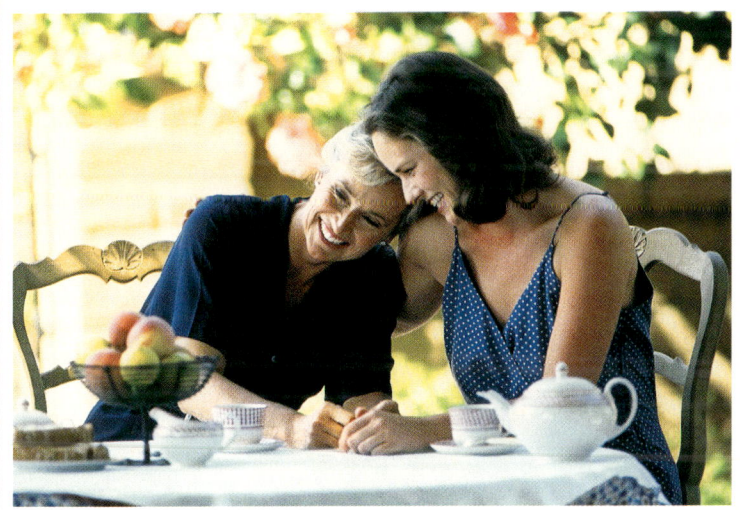

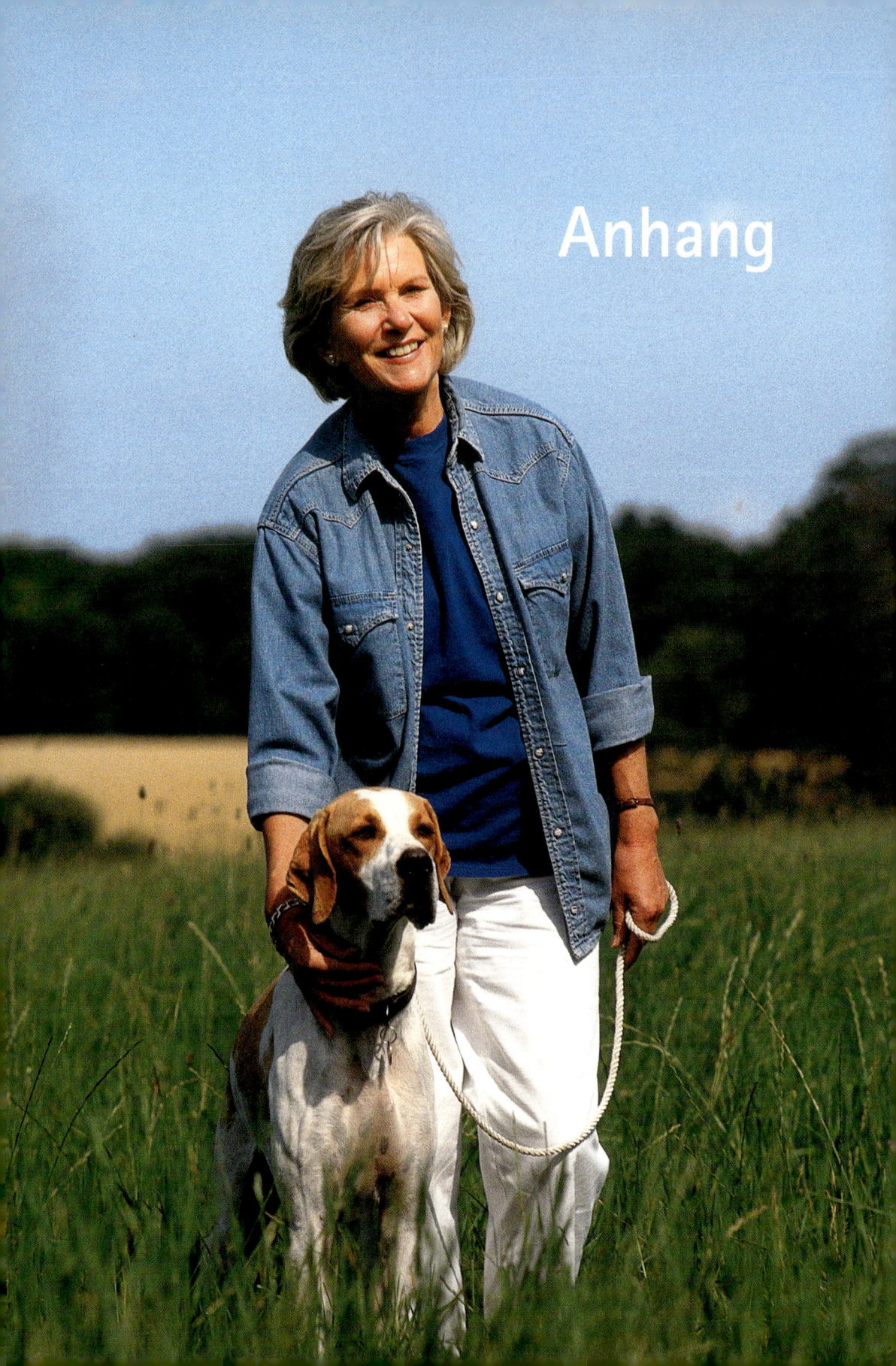

Anhang

Miktionsprotokoll

vom _____ bis _____

Uhr	(Mo)				(Di)				(Mi)				(Do)				(Fr)				(Sa)				(So)			
	TV	HD	Mi	UV	TV	HD	Mi	UV	TV	HD	Mi	UV	TV	HD	Mi	UV	TV	HD	Mi	UV	TV	HD	Mi	UV	TV	HD	Mi	UV
1																												
2																												
3																												
4																												
5																												
6																												
7																												
8																												
9																												
10																												
11																												
12																												
13																												
14																												
15																												
16																												
17																												
18																												
19																												
20																												
21																												
22																												
23																												
24																												

TV = Trinkvolumen; HD = Harndrang; Mi = Miktion; UV = Urinverlust; 1G = 1 Glas Wasser, Wein, Bier etc.; 2T = 2 Tassen Tee, Kaffee etc.
+)viel; -)wenig; 1)nächtlicher Hustenanfall; 2)schweres Heben; 3)Lachen; 4)mehrmaliges Niesen; 5)Sport

Nützliche Adressen

Gesellschaft für Inkon-
tinenzhilfe (GIH) e.V.,
Geschäftsstelle
Friedrich-Ebert-Str. 124
34119 Kassel
Tel. 05 61 / 78 06 04
Bei der GIH können auch die
Adressen von Beratungsstellen
und Selbsthilfegruppen in der
Nähe Ihres Wohnortes erfragt
werden.

Deutsche ILCO e.V.,
Bundesverband
Landshuter Str. 30
85356 Freising
Tel. 0 81 61 / 93 43 01

HFI (Hilfe für Inkontinente
Personen) e.V.
Postfach 11 13 22
40513 Düsseldorf
Tel. 02 11 / 59 21 27
Telefonische Beratungszeiten:
dienstags 9–12 Uhr, donners-
tags 14–17 Uhr

Bundeszentrale für gesund-
heitliche Aufklärung
Ostmerheimer Str. 200,
51109 Köln,
Tel. 02 21 / 89 92-0

Bundesarbeitsgemeinschaft für
Rehabilitation
Walter-Kolb.-Str. 9
60549 Frankfurt
Tel. 069 / 60 50 18-0

Deutscher Verband für
Gesundheitssport und
Sporttherapie e.V.
Vogelsanger Weg 48
50354 Hürth
Tel. 0 22 33 / 6 50 17

Österreich

Medizinische Gesellschaft für
Inkontinenzhilfe Österreich
Speckbacher Str. 1
A-6020 Innsbruck
Geschäftszeiten:
montags–freitags
8.00–11.00 Uhr
Tel. 05 12 / 58 37 03

Liga Leben und Gesundheit
Nußdorfer Str. 5
A-1090 Wien
Tel. 1 / 3 19 93 06

Schweiz

Schweizerische
Patientenorganisation
Postfach 850
Zahringerstr. 32
CH-8001 Zürich
Tel. 1/2525422

Schweizerische
Arbeitsgemeinschaft für
Patienteninteressen
Haldenweg 10 a
CH-3074 Muri

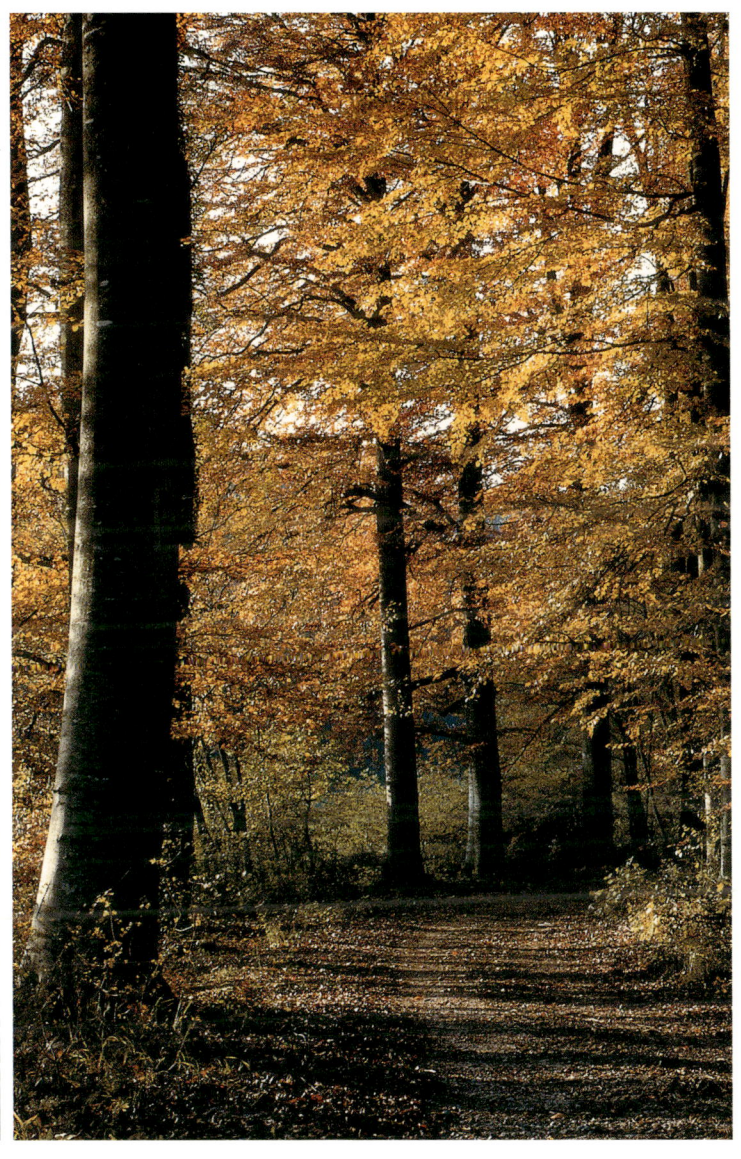

Weiterführende Literatur

Faller A.:
Der Körper des Menschen,
Thieme,
Stuttgart, 1995

Gesellschaft für
Inkontinenzhilfe (GIH) e.V.:
Harn- und Stuhlinkontinenz
Ausgabe 2/98,
Kassel 1998

Grischke E.-M.:
Blasenschwäche bei der Frau,
Serie Piper,
München 1994

Hallwachs O.:
Der urologische Ratgeber für
Männer und Frauen,
Ehrenwirt,
München 1997

Keller L.:
Schwangerschaftsgymnastik
und Geburtsvorbereitung,
FALKEN,
Niedernhausen, 1997

Keller L.:
Rückbildungsgymnastik,
FALKEN,
Niedernhausen, 1998

Krahmann H., Kaltenbach F. J.:
Harninkontinenz und Sen-
kungsbeschwerden der Frau,
Pflaum,
München 1994

Register

Übungen

Von derselben Autorin sind im FALKEN Verlag bereits erschienen:
Schwangerschaftsgymnastik und Geburtsvorbereitung (1423)
Rückbildungsgymnastik (1470)
Wieder leistungsfähig nach dem Bandscheibenvorfall (2102)

Überall, wo es Bücher gibt, sind auch die FALKEN Videos „Schwangerschaftsgymnastik" (6175, VHS, Spieldauer ca. 30 Min., in Farbe) und
„Rückbildungsgymnastik" (6176, VHS, Spieldauer ca. 30 Min., in Farbe)
erhältlich.

Dieses Buch wurde auf chlorfrei gebleichtem und säurefreiem Papier
gedruckt.

Der Text dieses Buches entspricht den Regeln der neuen deutschen
Rechtschreibung.

ISBN   3 8068 2160 7

© 1998 by FALKEN Verlag, 65527 Niedernhausen/Ts.
Die Verwertung der Texte und Bilder, auch auszugsweise, ist ohne
Zustimmung des Verlags urheberrechtswidrig und strafbar. Dies gilt
auch für Vervielfältigungen, Übersetzungen, Mikroverfilmungen und für
die Verarbeitung mit elektronischen Systemen.
Umschlaggestaltung: Elisabeth Berthauer
Titelbild: STUDIO TEAM mbH, Wolfgang Zöltsch, Langen
Fotos: STUDIO TEAM mbH, Wolfgang Zöltsch, Langen; bis auf
BAVARIA BILDAGENTUR, Gauting: S. 98 (J. G.); 103 (Stock Imagery),
104 (TCL); THE STOCK MARKET, Düsseldorf: S. 7 (Jon Feingersh);
TONY STONE IMAGES, München: S. 5 (Ken Fisher); FALKEN Archiv:
S. 107 (hapo)
Zeichnungen: FALKEN Archiv (Gerhard Scholz): S. 10, 12, 19, 51
Layout: Klaus Ohl, Wiesbaden
Redaktion: Elke Müller
Herstellung: Jürgen Domke

Die Ratschläge in diesem Buch sind von der Autorin und vom Verlag
sorgfältig erwogen und geprüft, dennoch kann eine Garantie nicht
übernommen werden. Eine Haftung der Autorin bzw. des Verlags und
seiner Beauftragten für Personen-, Sach- und Vermögensschäden ist
ausgeschlossen.

Satz/Litho: DM-SERVICE GmbH & Co. KG, Rodgau
Druck: Appl, Wemding

Fit und beweglich

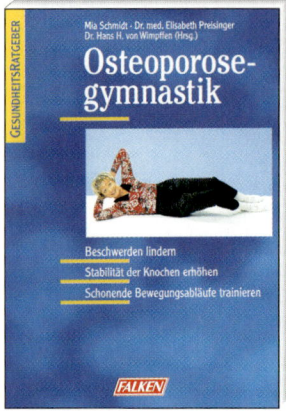

Von M. Schmidt,
Hrsg.: Dr. H. H. v. Wimpffen,
80 S., vierfarbig, kartoniert
ISBN: 3-8068-**1736**-7
DM 24,90

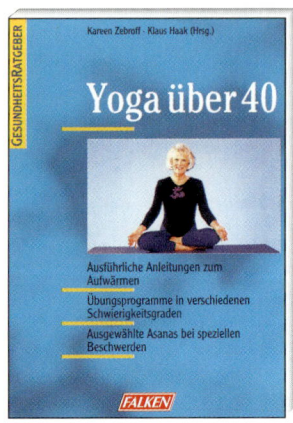

Von K. Zebroff, Hrsg.: K. Haak,
112 S., 142 Farbfotos, kartoniert
ISBN: 3-8068-**1930**-0
DM 24,90

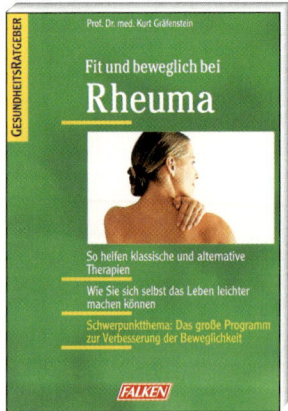

Von Prof. Dr. med. K. Gräfenstein,
128 S., 40 Farbfotos,
mit Bewegungsübungen, kartoniert
ISBN: 3-8068-**2000**-7
DM 19,90

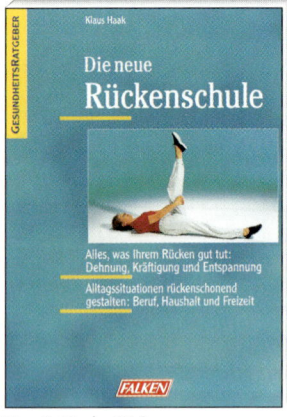

Von K. Haak, 64 S.,
126 Farbfotos, kartoniert
ISBN: 3-8068-**2146**-1
DM 16,90

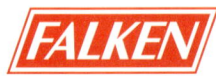

FALKEN

Der Spezialist für nützliche Bücher